Warum werden wir krank?

Dr. med. Horst Müller

© 2025 Dr. Horst Müller
Website: www.youtube.com/@GesetzdesLebens
www.youtube.com/@DieBibelschule
Illustration: Andreas Buchholz
Lektorat: Elena Balzer
Einband: Saskia Larisch
Herausgeber: Dr. Stefan Larisch

Druck und Distribution im Auftrag des Autors:

tredition GmbH, Heinz-Beusen-Stieg 5, 22926 Ahrensburg, Deutschland

tredition GmbH, Abteilung "Impressumservice"
Heinz-Beusen-Stieg 5, 22926 Ahrensburg, Deutschland.

Kontaktadresse nach EU-Produktsicherheitsverordnung:
impressumservice@tredition.com

ISBN 978-3-384-18051-3

Vorwort

Lieber Leser, Sie halten in Ihren Händen ein Buch, das auf einem 20-jährigen Studium des menschlichen Wesens beruht. Es entstand aus meiner Tätigkeit als Arzt, der Entstehung von Krankheiten auf den Grund zu gehen. Meine Erkenntnisse gewann ich aus dem Kontakt zum Patienten, aus vielen tausend einzelnen Beratungen, nicht aus Fremdbeschreibungen. Ich fand dabei nicht nur die allgemeine Ursache der Krankheit, sondern auch den Grund für das Machtbestreben, die Aggressivität, die Angst, den Zwang und die Selbst- und Fremdzerstörung, die vom Innersten des Menschen ausgeht.

Die Erkenntnis darüber, was den Menschen unbewusst bestimmt, weist gleichzeitig den Lösungsweg, also welcher Punkt im Denken zu verändern ist, damit Krankheit, Zwang und Streit aufhören. Ich stellte fest, dass wir Menschen immer nur ein und denselben grundsätzlichen Konflikt im Unterbewusstsein mit uns tragen, aus dem alle anderen Schwierigkeiten entstehen. Weil es nur ein ursächliches Problem gibt, brauchen wir auch nur eine Lösung, um von allen unseren Nöten frei zu werden – und anhaltende Heilung von unseren Krankheiten zu erlangen. Aufbau und Funktion der menschlichen Natur zeigen uns, wie diese Lösung anzuwenden ist.

Ich wünsche Ihnen Freude beim Lesen des Buches – und Kraft und Mut, von der Ursache für Ihre Schmerzen und Leiden frei zu werden.

Dr. Horst Müller

Warum werden wir krank?

Warum werden wir krank?

1. Mein Weg zum Verständnis des Menschen

Woher kommt meine Krankheit? Warum bin ich krank? Diese Frage stellt sich wohl jeder Mensch, der von Beschwerden geplagt wird. Ebenso fragen sich viele in einer verzweifelten Lage: „Warum ich?" – oder, wenn ein geliebter Mensch an einer schweren oder chronischen Krankheit leidet und vielleicht sogar stirbt: „Warum er/sie und ich nicht?"

Mein Name ist Dr. Horst Müller. Seit mittlerweile 22 Jahren praktiziere ich als Facharzt für Hals-Nasen-Ohrenheilkunde in Weinheim. Während meines Medizinstudiums in Freiburg und meiner Facharztausbildung konnte ich mir breites Fachwissen aus der Literatur und von erfahrenen Medizinern aneignen. Deshalb dachte ich am Anfang meiner Laufbahn, über die Herkunft von Krankheiten gut Bescheid zu wissen. Sehr bald stieß ich aber auf einen Patienten, für dessen Problem ich keine befriedigende Lösung hatte.

Fall 1: Mein Patient war ein älterer Herr mit einer Beschwerde, die ihn schon eine längere Zeit plagte. Immer wieder „fielen" ihm die Ohren zu. Um diese Last loszuwerden, kam er zu mir. Die Diagnose zu stellen fiel mir leicht. Es handelte sich um eine Funktionsstörung der Belüftung des Mittelohres, der sogenannten Eustachischen Röhre zwischen Rachen und Mittelohr. Gemäß der Schulmedizin ist die Ursache ein Flüssigkeitsmangel im Kreislauf des Patienten. Deshalb riet ich ihm, mehr zu trinken und war überzeugt davon, ihm so geholfen zu haben.

Allerdings kam der Patient nach wenigen Wochen wieder: „Herr Doktor, jetzt trinke ich bestimmt 3 Liter Wasser am Tag, aber die Ohren fallen mir immer noch zu." Nun hätte ich ihm raten können, noch mehr zu trinken. Außerdem hätte ich seine Krankheit zu einer üblichen Alterserscheinung erklären können. Aber wäre damit die eigentliche Ursache der Krankheit gefunden?

Mit meinen Fachkenntnissen konnte ich Symptome benennen und Diagnosen stellen, aber die Antwort, warum mein Patient krank war, kannte ich nicht. Als Arzt wollte ich aber mit gutem Gewissen sagen können, was die Ursache der Krankheit meiner Patienten ist. Um ihre Symptome dauerhaft zu beheben, musste ich offenbar tiefer suchen. Ich wollte meine Patienten mit ihren Fragen nicht mehr alleine lassen, sondern ihnen Antworten geben, die ich selbst nachvollziehen kann.

Mir ist wichtig, der Ursache einer Krankheit auf den Grund zu gehen. Nur die Symptome zu behandeln, wäre für mich nicht ausreichend. Dazu ein einfaches Beispiel: Die Ursache von Schimmel in der Wohnung ist erklärbar, denn Schimmel entsteht, wenn bestimmte Temperaturen und Feuchtigkeit aufeinandertreffen und so dem Schimmelpilz einen Lebensraum bieten. Wenn nun ein Fachmann nur ein Schimmelentfernungsmittel zur Abhilfe empfiehlt, aber die Ursache nicht beheben würde, wäre das nicht akzeptabel. Denn das Schimmelentfernungsmittel kann die Feuchtigkeit und ggf. die Wärmebrücke an der Wand nicht beseitigen. Auch Luftentfeuchter wären keine Lösung, sondern lediglich Symptombehandlung. Erst wenn die Entstehung der Feuchtigkeit als Ursache erkannt und beseitigt wurde, ist die Schimmelbildung wirklich bekämpft.

In vielen Berufen sind die Fachleute gute Kenner ihres Arbeitsbereiches. Der KFZ-Mechaniker kennt das Fahrzeug in allen Einzelteilen. Ein Architekt ist mit den Eigenschaften der verwendeten Baustoffe vertraut. Aber der Arzt kennt den Menschen oft nicht wirklich und kann somit die Ursache einer Krankheit weder finden noch beseitigen. Leider erfahren so die Patienten in den meisten Fällen die wirkliche Ursache ihrer Erkrankung nicht, schlicht weil sie unbekannt ist. Diese Unkenntnis folgt aus der Tatsache, dass der Mensch in der Medizin viel zu selten als komplettes Wesen betrachtet wird.

In der Arztpraxis fand ich mich mit dem ganzen Menschen konfrontiert. Aus „der Nase" oder „dem Ohr" wurde plötzlich eine Person, die Fragen hat. Ich war in der Ausbildung gut auf Symptomerkennung trainiert und konnte binnen 5 Stunden 70 Patienten untersuchen. Wäre der erste Patient nach der Untersuchung der 69 anderen Fälle nochmal zu mir gekommen, hätte ich ihn als Person wohl nicht erkannt. Aber an der Nase hätte ich gemerkt, dass ich ihn heute schon einmal vor mir hatte. Die Situation mit den unbeantworteten Fragen meiner Patienten hat mich bedrückt, denn ich wollte im übertragenen Sinne keine Schimmelpilzmittel verkaufen, ohne zu wissen, warum die Wand feucht wird und was dagegen zu tun ist.

Um die Ursache der Krankheit zu ergründen, habe ich nicht in Büchern oder im Internet gesucht, sondern habe die Patienten selbst gefragt. Da das Reden bei 70 Patienten in 5 Stunden doch etwas kurz kommt, wurde es nötig, mir mehr Zeit für meine Patienten zu nehmen, um ihnen zuzuhören.

Der erste Schritt meiner Suche war, eine Zeitlinie mit der Krankheitsgeschichte meiner Patienten zu erstellen. Ich notierte alle größeren und kleineren Beschwerden und Krankheiten, einschließlich Operationen und Geburten.

Das ist die Anamnese, eine übliche Vorgehensweise in der Medizin. Wenn man Patienten wirklich kennenlernen will, braucht man dafür etwas Zeit. Ich mache diese Aufnahmegespräche bis heute und mancher Patient ist erstaunt, dass er beim HNO-Arzt so viele Fragen beantworten soll. Ich erkläre dann, dass ich ein Gesamtbild des Patienten brauche und nicht nur das eine Symptom betrachte, mit dem er sich bei mir vorstellt. Ich muss den ganzen Menschen mit allen seinen Erkrankungen kennen.

Als „Gegenseite" zu ihren Krankheiten und medizinischen Eingriffen habe ich die Lebensgeschichte der Patienten daneben gestellt. Dabei sind vor allem die engsten Beziehungen sowie die durchlebten einschneidenden Ereignisse entscheidend. Diese Bindungen und Erlebnisse stellen auf der Gedankenebene das Wichtigste für den Menschen dar. Also habe ich die Beziehungen zu den Eltern, der Eltern untereinander, zum Ehepartner, zu den Kindern usw. aufgenommen. Dazu ergänzte ich Ereignisse wie Heirat, Scheidung, Tod enger Angehöriger, die berufliche Situation, größere Veränderungen wie Arbeitsplatzwechsel und Umzüge. Von Bedeutung sind zudem negativ einschneidende Lebensereignisse wie schwere Traumata, insbesondere etwaige Gewalterlebnisse und Missbrauch. Alle diese Punkte habe ich auf der Zeitachse den körperlichen Beschwerden gegenübergestellt.

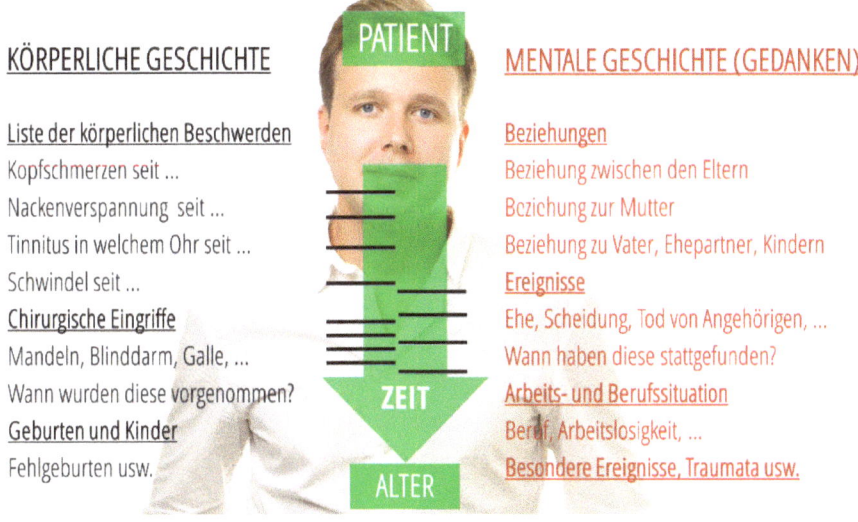

KÖRPERLICHE GESCHICHTE

Liste der körperlichen Beschwerden
Kopfschmerzen seit ...
Nackenverspannung seit ...
Tinnitus in welchem Ohr seit ...
Schwindel seit ...
Chirurgische Eingriffe
Mandeln, Blinddarm, Galle, ...
Wann wurden diese vorgenommen?
Geburten und Kinder
Fehlgeburten usw.

PATIENT

ZEIT

ALTER

MENTALE GESCHICHTE (GEDANKEN)

Beziehungen
Beziehung zwischen den Eltern
Beziehung zur Mutter
Beziehung zu Vater, Ehepartner, Kindern
Ereignisse
Ehe, Scheidung, Tod von Angehörigen, ...
Wann haben diese stattgefunden?
Arbeits- und Berufssituation
Beruf, Arbeitslosigkeit, ...
Besondere Ereignisse, Traumata usw.

Zu meiner Überraschung bemerkte ich bei all meinen Patienten ein wiederkehrendes Muster: Immer dann, wenn in der Lebensgeschichte ein größeres negatives Ereignis aufgetreten war, ließ sich kurze Zeit später auch in der Krankheitsgeschichte ein erhebliches gesundheitliches Problem feststellen. Diese Beobachtung erschien mir derart bemerkenswert, dass ich begann, sie systematisch zu untersuchen. Inzwischen sind mir diese Zusammenhänge so deutlich geworden, dass ich häufig allein anhand bestimmter körperlicher Symptome auf spezifische Ereignisse in der Lebensgeschichte schließen kann, noch bevor mir der Patient davon berichtet. So war es auch bei dem Patienten mit den zugefallenen Ohren. Es waren nicht die physischen Einwirkungen, die die Beschwerden und Funktionsstörungen auslösten. Ich erkannte: Zwischen dem, was der Mensch erlebt hat und seinen körperlichen Beschwerden m u s s es einen direkten Zusammenhang geben.

War es also ein Erlebnis oder eine Erfahrung, die das Ohr zufallen ließ und nicht der Flüssigkeitsmangel? Um das herauszufinden, musste ich mich mit etwas beschäftigen, was in der Schulmedizin oft nur als Nebenaspekt untersucht wird: Das Denken des Menschen bzw. die Gedanken und ihre Rolle im Menschen.

Ich musste mich also fragen: Was sind Gedanken? Woher kommen sie? Und noch wichtiger: Wo beginnen sie? Schließlich müssen auch Gedanken irgendwoher kommen und einen Beginn haben.

Nach vielen Anamnesen und den Schilderungen der Lebensgeschichten meiner Patienten – inzwischen sind es mehrere 10.000 – ist mir klar geworden, was die Ursache der Krankheiten des Menschen ist.

2. Die Wahrheit liegt in den Gesetzen der Natur

Meine Suche nach der Ursache von Krankheiten wollte ich auf eine Basis stellen, die absolut verlässlich ist und sich nicht leugnen lässt. Dafür brauchte ich einen objektiven Maßstab. Generell gibt es zwei Arten von Informationen, die der Mensch wahrnehmen kann.

1. Zum einen gibt es Axiome – absolute Informationen, die sich selbst erklären. Diese Axiome beweisen sich selbst und bedürfen daher keiner Interpretation. Das trifft zu auf Objekte, Strukturen, Funktionen und Mittel. Wann und wie z. B. Wasser gefriert, ist eindeutig und selbsterklärend. Die Gesetze der Natur beweisen sich selbst. Axiome werden akzeptiert, weil sie wahr sind. Sie müssen nicht eigens geprüft werden.

2. Es gibt Informationen in Form von Aussagen, die interpretiert werden müssen. Bilder, Worte, Gesten und Taten können auf verschiedene Weise verstanden und gedeutet werden. Wenn ich ein Buch oder eine Studie lese oder Beobachtungen anstelle, dann lassen sich daraus verschiedene Deutungen ableiten. Deshalb sind Interpretationen nötig, um festzustellen, ob Aussagen wahr sind. Wahrheit ist ein zentrales Grundbedürfnis im Umgang mit Information. Denn eine Information wird nur dann durch den Menschen geglaubt und aufgenommen, wenn sie als wahr erachtet wird. Eine Aussage, die man für unzutreffend hält, wird nicht aufgenommen. Man nimmt sie zur Kenntnis, aber man orientiert sich nicht danach.

Die Wahrheit steht an der Basis der Existenz eines jeden Menschen. Der Mensch kann nicht – und das ist keine Frage des Willens – Informationen aufnehmen, die er nicht für wahr hält. Er kann eine Lüge nur dann aufnehmen, wenn er sie als Wahrheit ansieht. Folglich braucht er einen objektiven, also unveränderbaren, unwandelbaren Maßstab für die Bewertung der Aussagen anderer, um für sich sicher zu sein. Er kann natürlich auch einen veränderbaren, beweglichen Maßstab anwenden, aber dann werden seine Schlussfolgerungen unsicher und können ihn in große Schwierigkeiten bringen. Später werde ich auf den Aufnahmeprozess der Information detailliert eingehen.

Zunächst zu den zwei unterschiedlichen Maßstäben:

<u>Der objektive Maßstab:</u> Ausrichtung an Axiomen, die keinem Wandel unterworfen sind

a. Das Grundgesetz der Natur von Ursache und Wirkung, welches zu keinem Zeitpunkt durch irgendeinen Umstand ausgesetzt werden kann.

b. Der Aufbau eines Elements/einer Einheit einschließlich Struktur und Verknüpfung der Bestandteile.

c. Die vorab festgelegte und bauartbezogene Funktion eines Elements.

d. Die vorab festgelegten, unbedingt zu erfüllenden Grundbedürfnisse aller Lebewesen.

Der subjektive Maßstab: Bezugnahme auf Aussagen, die sowohl in sich als auch in ihrer Interpretation veränderlich sind

a. Worte, deren Informationsgehalt von unterschiedlicher Sprache, Grammatik, oder Kultur beeinflusst werden.

b. Die Aussagen von Fachexperten, Wissenschaftlern – die Meinung des einen oder anderen.

c. Bestehende Vorkenntnisse, welche bereits als Wahrheit geglaubt werden.

Bezogen auf den Menschen kann nur der objektive Maßstab sinnvoll benutzt werden, um die Ursache der Krankheit verlässlich zu finden. Da es um das Leben und die Gesundheit als objektive Größen geht, sollte es kein veränderlicher Maßstab sein. Denn wenn schon beim Bau eines Hauses feste, nicht veränderbare Größen wie Meter und Kilogramm angewendet werden, dann doch umso mehr, wenn es um etwas viel Wichtigeres geht, nämlich das eigene Leben.

Was ist es nun, was ich zur Grundlage meines Studiums genommen habe? Zum einen das Grundgesetz von Ursache und Wirkung und zum anderen Tatsachen betreffend das menschliche Wesen – Aufbau, Funktionen, Grundbedürfnisse. Auf diesen nicht veränderbaren Fakten beruhen meine Schlussfolgerungen in diesem Buch.

„Grundgesetz" der Natur

Das Universum ist unbegreiflich groß. Trotzdem können wir mit dem, was wir mit unseren Sinnen erleben, allgemeine Prinzipien nachvollziehen. Ich habe einen Zusammenhang gefunden, den ich gerne als „Grundgesetz des Universums" bezeichne. Alle Elemente im Mikro- und Makrokosmos können nur unter diesem Gesetz funktionieren. Es besteht aus zwei einfachen und leicht nachvollziehbaren Axiomen. Dieses Gesetz besagt, dass 1. nichts aus sich selbst existiert oder funktioniert und 2. nichts für sich selbst (dem Eigennutz dienend) gemacht wurde.

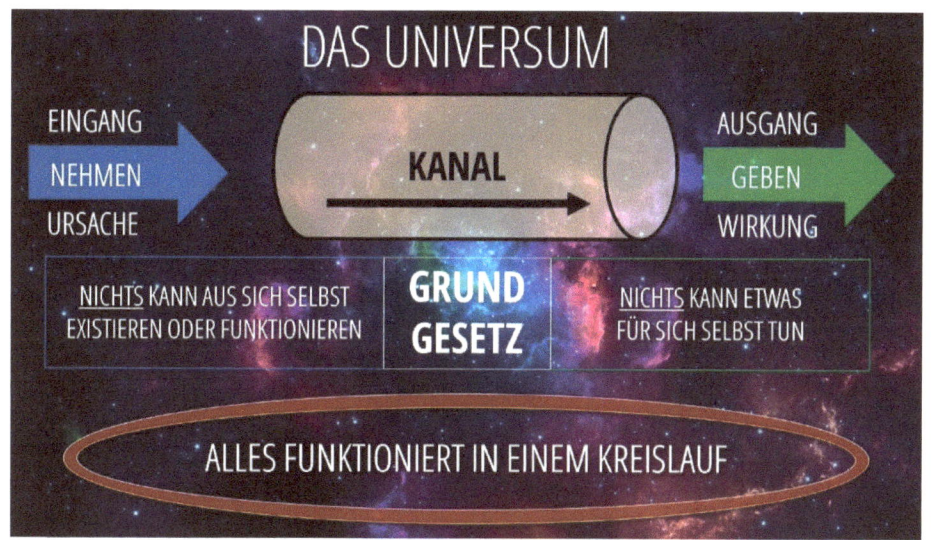

Die linke Seite *„Nichts kann aus sich selbst heraus existieren oder funktionieren"* beschreibt eine unvermeidliche, immer vorhandene Abhängigkeit von anderen Dingen bzw. Personen. So kann, als einfaches Beispiel, ein Tablet nicht ohne Strom funktionieren. Der aufgenommene elektrische Strom ist somit die/eine Ursache für die Funktion. Die rechte Seite *„Nichts kann etwas für sich selbst tun"* stellt die Wirkung dar, bei der es niemals um den Kanal selbst geht. Das Tablet im Beispiel erfüllt einen bestimmten Dienst, aber es ist nicht für sich selbst da und kann nichts für sich tun.

Aus diesen beiden Prinzipien folgt, dass jedes Element bis in die kleinste Ebene hinein als Kanal mit einem Eingang und einem Ausgang funktioniert. Dies gilt gut beobachtbar für unbelebte Objekte wie für Lebewesen – bis hinunter auf die Ebene der einzelnen Zelle und deren Bestandteile. Jedes Element muss am Eingang ein Mittel „Nehmen" wie z. B. Energie, es einsetzen und in irgendeiner veränderten Form am Ausgang wieder „Geben". Ein Kanal sollte sich nicht verstopfen, denn sonst ist seine Funktion gestört oder beendet.

Auch der Mensch ist insgesamt sehr passend als ein Kanal zu beschreiben. Er ist zusammengesetzt aus vielen einzelnen Elementen, die wiederum jeweils als kleinerer Kanal funktioniert. Eine Krankheit ist eine Wirkung und als Arzt muss ich herausfinden, wo die Ursache liegt. Nach dem Grundgesetz kann keine Wirkung ohne eine Ursache entstehen. Das ist ein einfaches, aber nicht zu vernachlässigendes und wichtiges Prinzip.

Ein weiterer unabänderlicher Aspekt des Grundgesetzes ist, dass Ursache und Wirkung nicht dasselbe sein können. Ursache und Wirkung fallen niemals zeitlich oder örtlich zusammen. Dort, wo etwas aufgenommen wird, z. B. Energie, kann dasselbe Element sie nicht abgeben. Die Trennung von Ursache und Wirkung zeigt sich darin, dass der Ausgang und der Eingang eines Kanals immer an gegenüberstehenden Stellen oder Enden liegen. Eine Ursache kann also keine Wirkung werden. Etwas, was die Krankheit hervorruft, kann nicht die Krankheit an und für sich sein. Könnte die Ursache mit der Wirkung zusammenfallen, dann könnte das, was die Krankheit verursacht, gleichzeitig auch die Krankheit selbst sein. Dies ist jedoch nicht möglich.

Was jedoch manchmal zu der falschen Schlussfolgerung verleitet, dass die Ursache eine Wirkung sein könne, ist das Übersehen der Tatsache, dass die Kanäle hintereinander aufgestellt sind. In einem gemeinsamen System ist ein Kanal von der richtigen Funktion des vorhergehenden Kanals abhängig. Ist ein Kanal verstopft, wirkt sich dies auf das ganze System aus. Wenn ein Kanal, etwa der Magen, nur noch teilweise Nahrung aufnehmen kann, dann betrifft das alle nachfolgenden Kanäle des Körpers. Wenn der Magen an seinem Eingang zu wenig Stoffe aufnimmt, gibt er natürlich am Ausgang auch nur zu wenig weiter. Nun könnte man sagen, die Minderversorgung durch den Magen ist die Ursache für die weiteren Mängel im Körper. Aber dann bleibt die Frage offen, warum der Magen in seiner Funktion gestört ist. Wo liegt der Beginn des Prozesses, welcher dann in der Folge den ganzen Körper beeinträchtigt?

Ein anderes Beispiel, dass die Ursache und Wirkung in einem Kanal immer unterschiedlich sind, ist der Fall einer Kette von Dominosteinen. Sie sind hintereinander aufgestellt und wenn der erste Stein angeschubst wird, dann fallen sie der Reihenfolge nach um. Der erste Stein übernimmt die Energie – die Ursache – und gibt diese weiter, indem er umfällt – die Wirkung. Steht er in der Nähe eines anderen Steins, dann übernimmt dieser die Energie und gibt sie weiter. Jeder Kanal macht dasselbe, er nimmt von dem vorherigen und gibt es an den nachfolgenden – und das kann ewig so weiter gehen, wenn unendlich viele Steine hintereinander aufgestellt wären. Energie verliert sich nicht, sie wird nur umgewandelt. Als einzelner Kanal gesehen „tut" jeder Dominostein dasselbe, er nimmt und gibt. Wo er aber nimmt, gibt er nichts zurück, sondern er gibt an anderer Stelle (an den folgenden Stein) und dies ist unveränderbar.

Also liegt die Ursache dort, wo der erste Stein in der Kette die Energie aufnimmt. Daher war es für mich sehr wichtig, im Menschen die Stelle zu erkennen, an der die Energie zuerst aufgenommen und damit der erste Kanal aktiviert wird.

Da alles in der Grundform eines Kanals aufgebaut ist, ist es logisch, dass alles in einem System auch nur in einem Kreislaufprinzip funktionieren kann. Betrachtet man unser Sonnensystem, wird schnell deutlich, dass in einem Kreislauf alle Elemente voneinander abhängig sind. Sonne, Mond, Erde und Planeten stehen in einem Abhängigkeitsverhältnis. Auf der Erde sind gegenseitige Abhängigkeiten aller Lebewesen und Elemente in Form des Ökosystems zu beobachten. Das Prinzip des Kreislaufes ist allgegenwärtig, beispielsweise in der Luft in Form der Höhenwinde oder auch in den Strömungen der Ozeane.

Bemerkenswert an den Kreisläufen ist, dass sie dort, wo sie beginnen, auch enden müssen. Ein einprägsames Beispiel ist der Wasserkreislauf, der im Meer beginnt und sich dort wieder schließt. Auf seinem langen Weg durch diesen Kreislauf ist das Wasser die Basis für vielfältiges Leben von Menschen, Pflanzen und Tieren. So haben wir auch in unserem Körper viele Kreisläufe, z. B. den Blutkreislauf, welcher im Herzen beginnt und dort wieder endet.

Jeder Kanal ist funktional so gebaut, dass er alles, was er aufgenommen hat, weitergibt. Was würde geschehen, wenn der Magen einen kleinen Teil der Nahrung für sich behalten würde? Wir würden, jedenfalls nach einer gewissen Zeit, daran sterben. Wieviel Sauerstoff behält die Lunge im Zuge des Atmungsprozesses für sich? Keinen, denn in der gesunden Lunge wird der Sauerstoff vollständig an das Blut weitergegeben. Das Gesetz und die Bauart lassen nichts anderes zu. Und das gilt allgemein, also auch für die einzelne Zelle. Die Natur arbeitet nach einfachen, schönen und leicht verständlichen Prinzipien, die man erkennt, wenn man nur genau hinschaut.

3. Die Grundbedürfnisse des Menschen

In der Natur können wir beobachten, dass mindestens zwei Elemente benötigt werden, um etwas in Funktion zu bringen. Wenn ein Samenkorn keimen soll, braucht es Energieimpulse, der den Prozess der Keimung in Gang setzen. Diese Impulse erhält es aus der Reaktion von Proteinen, sobald die richtige Temperatur, ausreichend Feuchtigkeit und genügend Sauerstoff vorhanden sind und die Lichtverhältnisse seinen spezifischen Anforderungen (Lichtkeimer oder Dunkelkeimer) genügen. Nur wenn diese Bedingungen erfüllt sind, werden Enzyme gebildet, die die gespeicherten Nährstoffe aktivieren und den Energiestoffwechsel und den Wachstumsprozess starten.

Ähnliches zeigt sich in der menschlichen Zelle, die eine kleine Chemiefabrik ist. Eine Zelle funktioniert als Kanal – wie letztlich alle Dinge in der Natur. Sie ist dazu da, ein Produkt herzustellen. Natürlich kann sie nichts aus sich selbst heraus produzieren. Die menschliche Zelle braucht ein geeignetes Umfeld, d. h. einen Druck von etwa 1 Bar und eine Temperatur nahe bei 37° Celsius. Wenn der Druck zu hoch ist, wird die Zelle beschädigt und auch die Temperatur darf nur wenig schwanken. Die Zelle benötigt Rohstoffe, also Chemie, für die Herstellung des Produktes sowie die dazu nötige Information im Zellinneren. Doch sind die Rohstoffe, also das Atmen, Trinken und Essen schon ausreichend, um das Produkt zu erhalten? Nein, dazu gehört auch noch Energie in Form von elektrischem Strom, damit die Rohstoffe umgesetzt werden können.

Der Mensch als Ganzes benötigt ebenfalls elektrischen Strom, der seine Funktion überhaupt erst ermöglicht. Von großer Bedeutung dafür sind die Hirnströme. Zusätzlich und gleichzeitig braucht er Energie in Form von Chemie zum Erhalt seiner Funktion.

Woher kommt nun der Strom im Menschen? Die klassische Medizin beschreibt an dieser Stelle eine Art Perpetuum mobile. Nach der Schulmedizin erzeugt sich die Hirnrinde den von ihr benötigten Strom quasi selbst. Nur kann es ein Perpetuum mobile überhaupt geben? Könnte das menschliche Gehirn so etwas sein? Kann das Gehirn sich dann auch die eigenen Gedanken selbst ausdenken?

Als ich bei meinen Patienten die Körpergeschichte der Lebensgeschichte gegenüberstellte, wurde deutlich, dass Gedanken ausschlaggebend im Leben des Menschen sind. Dabei wurde mir auch klar, worum die Gedanken des Menschen immer wieder kreisen und welche Art von Information sie umsetzen. Schauen wir uns ein paar Beispiele an, damit dies deutlich wird.

Fall 2: Eine Patientin, etwa 70 Jahre alt, hatte eine Insulinpumpe mit einem Sensor, welcher alle 20 Minuten ihren Blutzucker maß. Auf meine Frage, ob sie einen

Unterschied im Zuckerspiegel anhand von Ereignissen im Laufe des Tages bemerken würde, antwortete sie mir: „Immer, wenn ich höre, dass meine Enkel zu Besuch kommen, freue ich mich sehr und mein Zucker fängt sofort an zu sinken, bis er in den Normalbereich kommt."

Welches Bedürfnis stillen die Enkel dieser Patientin? Essen und Trinken spielen an dieser Stelle keine Rolle für sie. Sicherlich geht es hier um ein geistiges Bedürfnis, um die Liebe und nicht um körperliche Bedürfnisse. Wichtig ist nur zu verstehen, wie diese Information, die für die Patientin offensichtlich eine positive war, zur Senkung des Zuckerspiegels führte.

Fall 3: Eine jüngere Diabetespatientin, auch mit einer Insulinpumpe mit Sensor ausgestattet, hatte eine ähnliche Erfahrung, nur auf der negativen Seite. Während einer Stresssituation vor Gericht ging der Zuckerspiegel nach oben und ihr Gerät meldete sich. Nach einigen Einheiten Insulin stieg der Zucker trotzdem weiter an. Auch die nochmalige Gabe von Insulin brachte nicht die erwünschte Blutzuckersenkung. Erst als der Gerichtstermin zu Ende war, fiel der Zucker dieser Patientin – dann deutlich unter den Normalbereich durch das mehrfach zugeführte Insulin.

Wenn der Mensch nur Materie wäre, wenn also seine Gedanken keine Bedeutung hätten für die richtige Funktion des Körpers, dann dürfte so etwas nicht auftreten.[1] Aber es zeigt sich deutlich im Körper, was der Mensch denkt.

Fall 4: Zu Beginn meiner Praxistätigkeit kam ein Mann Anfang 50 zu mir. Er war regelrecht zornig und zeigte mir eine Tüte mit Medikamenten. „Herr Doktor, seit vier Monaten habe ich Schwindelanfälle und habe alle diese Medikamente bekommen, aber sie helfen nicht. Warum habe ich diesen Schwindel?" Seine Schwindelanfälle waren sehr interessant: Der Mann arbeitete körperlich schwer den ganzen Tag mit der Kettensäge – ohne Probleme. Doch immer, wenn er nach Hause kam und sich hinsetzte, kamen die Schwindelanfälle. Was steckte dahinter?

Vier Wochen, bevor sein Schwindel anfing, hatte ihm der Nachbar die geheimen Pläne seiner Schwiegermutter offenbart. Es ging um ihr Haus, das der Patient aufwendig renoviert hatte, weil seine Frau es eines Tages erben sollte. Aber für den Fall, dass der Schwiegervater zuerst sterben würde, sollte der Sohn der Schwiegermutter aus erster Ehe das Haus bekommen. Diese Ungerechtigkeit regte

---

[1] Die Frage, ob Materie denken kann, wird später noch betrachtet.

den Patienten sehr auf. Dieser Konflikt war nicht gelöst und das zeigte die körperliche Reaktion – jeden Tag, wenn er nach Hause kam. Bei dem Mann trat eine Krankheit ohne eine ursächliche körperliche Fehlfunktion auf. Auf ärztlichen Rat hin versuchte er, mit Medikamenten, also mit Chemie, die Beschwerden zu beheben. Aber da die Ursache woanders lag, konnten die Medikamente keine dauerhafte Heilung bringen.

Betrachten wir nun die Grundbedürfnisse des Menschen genauer. Was ist erforderlich, damit der Mensch richtig funktioniert, also gesund ist?

Das Leben ist – leicht nachvollziehbar – von der Erfüllung der Grundbedürfnisse abhängig. Das „Gesetz des Lebens" steuert, was wir als Menschen brauchen. Wenn alle relevanten Bedürfnisse innerhalb eines Optimalbereiches erfüllt sind, bewegt sich unser Zustand zwischen einer Grenzlinie für „zu wenig" und einer Grenzlinie für „zu viel". Dann funktioniert alles normal und es liegt vollständige Gesundheit vor. In diesem Zustand könnte also keinerlei Krankheit entstehen.

Immer, wenn eine Krankheit oder Fehlfunktion auftritt, befinden wir uns im Zustand nicht erfüllter bzw. übererfüllter Bedürfnisse – und damit außerhalb des Optimalbereiches. Wenn also ein Symptom auftritt, stellt sich die Frage, was dem Patienten „fehlt" oder was für ihn ggf. „zu viel" ist. Auf der physischen Ebene ist es offenkundig, dass etwas zu viel oder zu wenig vorhanden sein kann, wie etwa Wärme oder Flüssigkeit.

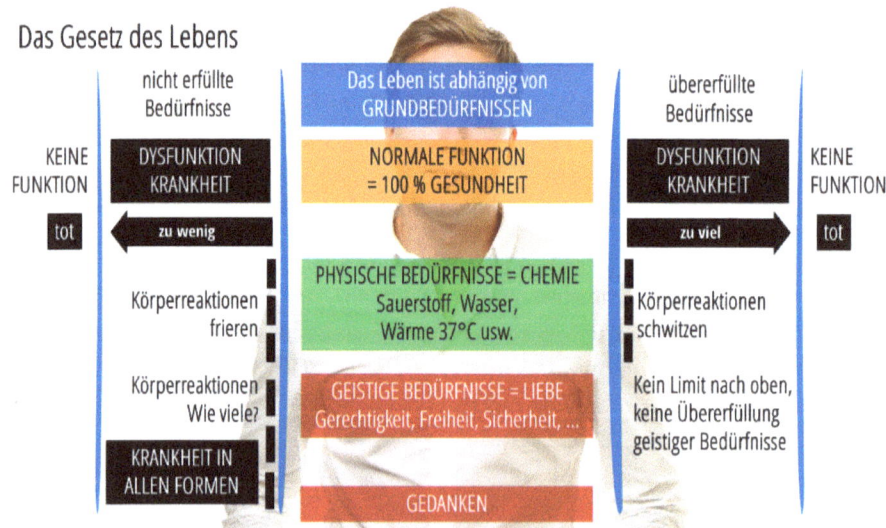

In der Natur ist es so eingerichtet, dass es neben dem Optimalbereich immer noch einen Toleranzbereich gibt, in dem der Mensch „nur" krank ist. Erst bei Unter- oder Überschreitung dieser zusätzlichen Toleranz führt die auftretende Fehlfunktion zu einem unwiderruflichen Funktionsausfall und damit zum Tod des Menschen. Bei der Nicht- bzw. Untererfüllung sowie bei der Übererfüllung von Grundbedürfnissen tritt jeweils im Extremfall dieselbe Folge ein: Der Mensch stirbt.

Deshalb ist es entscheidend, rechtzeitig zu wissen, was dem Körper fehlt oder zu viel ist. Bei den physischen Bedürfnissen haben wir alle gelernt, was zu tun ist, wenn der Körper zu uns über körperliche Nöte „spricht". Wir wissen, dass wir Sauerstoff, Wasser, Nahrung und Wärme brauchen. Sobald wir an den Rand des Optimalbereiches kommen, reagiert unser Körper. Am einfachsten ist es wohl bei der Wärme zu beobachten: Wir frieren bei zu wenig Wärme oder schwitzen, wenn es zu warm wird. Auch bei Hunger, Durst und Müdigkeit erkennen wir: Aha, dies und das braucht der Körper. Der Körper an sich kann nicht lügen, seine Signale stimmen. Der Körper erklärt auf einfache Weise seinen Ist-Zustand. Wir wissen sehr genau, ohne in ein Buch schauen zu müssen, dass und wann wir essen, trinken oder schlafen sollten.

Nun gibt es Krankheiten wie Tinnitus oder zufallende Ohren. Es gibt Patienten mit Schwindelanfällen oder Krebs und viele anderen Krankheiten. Was fehlt diesen Menschen? Ist es Essen und Trinken? Liegen wir mit solchen Krankheiten außerhalb des Optimalbereiches gemäß dem Gesetz des Lebens, und wenn ja, um welches Bedürfnis geht es wirklich?

Anfangs war mir völlig neu, ob und wie unerfüllte geistige Bedürfnisse zu körperlichen Störungen führen. Deshalb hat es auch etwas gedauert, bis ich erstmals sah und dann davon überzeugt wurde, dass das Denken die „Essenz" im Leben des Menschen ist. Der Mensch braucht unbedingt Gerechtigkeit, Freiheit und Sicherheit und vieles mehr, damit sein Körper gut funktioniert. Das war für mich erstmal nicht so leicht begreifbar, weil ich davon nichts im Medizinstudium erfahren hatte.

Die Dinge, die man in den Gedanken bewegt, sind, wenn man so will, nur Phantasie. Wieso sind sie dann so entscheidend und können uns krank machen? Ich bin mit 19 Jahren aus dem damals noch kommunistischen Rumänien nach Deutschland geflohen. Wieso bin ich das Risiko einer Festnahme eingegangen? Ging es mir bei der Flucht um Essen und Trinken? Zu essen gab es in Rumänien genug, wenn auch nicht so vielfältig wie im Westen und manchmal gab es auch Sorge darum. Aber das Materielle war nicht der entscheidende Punkt. Ich bin geflohen, weil mir die Freiheit wichtig war und ich ein großes geistiges Bedürfnis danach hatte. In Deutschland bin ich dann nach Freiburg gekommen, ein schöner Name für eine Stadt, wie ich finde.

Die geistigen Bedürfnisse etwa nach Freiheit und Gerechtigkeit können nicht übererfüllt werden, dies ist ein wichtiger Unterschied zur körperlichen Ebene. Geistige Bedürfnisse sind entweder zu 100 % abgedeckt oder nur unzureichend bzw. gar nicht erfüllt. Daher ist bei ihnen kein Toleranzbereich nach oben notwendig, denn eine Übererfüllung tritt nicht auf. Es gibt also kein „zu viel" an Gerechtigkeit, Freiheit oder Sicherheit.

Zu welchen Körperreaktionen führen die nicht oder nur unzureichend erfüllten geistigen Bedürfnisse? Mit anderen Worten, was können unsere Gedanken alles im Körper bewirken? Nach mehreren 10.000 Beratungen kann ich in den körperlichen Symptomen und Krankheiten eine geistige Not des Menschen erkennen, welche sich im Körper zeigt.

Ich fragte mich, wie ein nicht-physisches Element eine physische Reaktion hervorrufen kann. Was sind Liebe, Gerechtigkeit, Freiheit, Sicherheit? Sind sie chemische Stoffe? Wenn sie das wären, dann könnten wir sie chemisch formulieren und reproduzieren. Käme dann jemand und würde klagen, dass er eine Ungerechtigkeit oder Lieblosigkeit erlebt hat, dann könnte man ihm eine Dosis Gerechtigkeit, Liebe oder Freiheit verabreichen und alles wäre wieder gut. So etwas gibt es aber nicht. Wir können „Liebe" nicht verschreiben und verabreichen. Liebe ist ein geistiges Element und damit gleichzeitig eine eigenständige Information, welche keine chemische Formel hat. Sie kann nur in Gedanken verarbeitet werden. Dass Liebe ein absolutes Bedürfnis des Menschen ist, kann nicht geleugnet werden. Aber dass Liebe den Körper krank macht, wenn sie nicht vorhanden ist, ist uns meistens nicht bewusst. So wie Sauerstoff, Wasser und Nahrung in der vorgegebenen Menge zugeführt werden müssen, muss die Liebe als Bedürfnis zu 100 % befriedigt werden.

Deshalb sind die Gedanken zentral, wenn wir der Ursache der Krankheit auf den Grund gehen wollen. Dazu müssen wir wissen, was Gedanken eigentlich sind. Einfach zu erkennen ist, dass sie Informationen transportieren. Woher aber die Gedanken kommen, das war meine nächste Frage.

4. Woher kommen die Gedanken?

Die Frage ist: Wo entsteht der Gedanke bzw. wer „macht" ihn? Auch dieser Frage bin ich nachgegangen auf Basis von Axiomen/Tatsachen, denn ich wollte mich nicht an interpretationsabhängigen Aussagen anderer Personen orientieren.

Der Organismus des Menschen ist eine feststehende Struktur, anhand derer sich vieles lernen lässt. So wie sich z. B. ein Tablet aus vielen Komponenten zusammensetzt, besteht der Organismus aus vielen zusammenhängenden Organen. Sie funktionieren in einem komplexen Zusammenspiel. Irgendwo müssen alle Organe eines Organismus kontrolliert und gesteuert werden. Es muss also ein Zentrum geben, das sie alle miteinander verbindet. Wir wissen, dass die Hirnrinde dieses Zentrum, die Verbindungsstelle für den gesamten Körper, bildet. In unserer Hirnrinde haben wir den ganzen Menschen zusammengefasst. Dort verbinden sich alle „Leitungen" in Gestalt von Nervenbahnen, über die der menschliche Körper gesteuert wird.

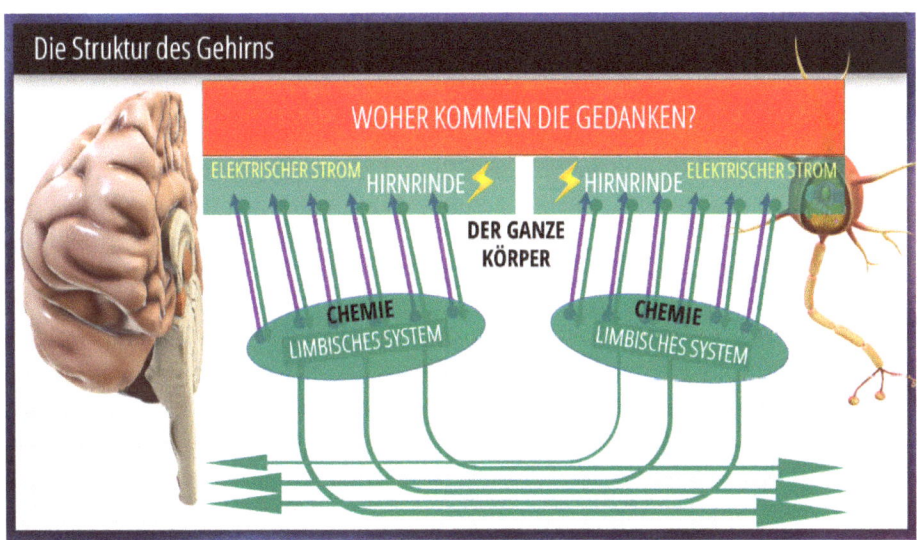

Deshalb wollen wir im nächsten Schritt die Struktur des Gehirns im Überblick betrachten. Das Großhirn besteht aus zwei Hemisphären, also Hirnhälften. Die Hirnrinden dieser zwei Hemisphären sind nicht miteinander verbunden. Man könnte also in der Mitte einen Schnitt ansetzen und würde dabei die Hirnrinde nicht zerschneiden. Zwar würde man darunterliegende Strukturen im Gehirn zerstören, aber die Hirnrinde bliebe ganz. Dies ist ein wichtiger Punkt für die Frage, warum wir einseitige körperliche Krankheiten haben.[2]

Die äußere Hirnrinde ist eine gewellte Schicht von nur 4 bis 5 mm Dicke. Sie besteht aus Milliarden Nervenzellen, auch Neuronen genannt. Diese funktionieren als leitfähige Kabel, die sich ausgehend von der Hirnrinde in den Körper hineinziehen. In der Hirnrinde ist auf diese Weise der ganze Körper zusammengefasst. Alles, was im Körper geschieht, beginnt in der Hirnrinde. Von dort aus führen die Nervenbahnen ins Zentrum des Gehirns, in das sogenannte Limbische System. Anschließend teilen sie sich, wechseln die Seiten von rechts nach links und umgekehrt und verlaufen dann in den gesamten Körper.

Jede körperliche Funktion beginnt mit einem elektrischen Impuls an der Hirnrinde, der alle weiteren Schritte im Körper auslöst. Die Nervenbahnen sind jeweils für sich isoliert. Nur so kann der Strom an die richtige Stelle im Körper gelangen und z. B. den kleinen Finger exakt bewegen. Der elektrische Impuls geht zunächst in das Limbische System. Dort führt der Impuls zu einer ersten chemischen Reaktion, die unmittelbar an die Hirnrinde zurückgemeldet wird – die sogenannte Emotion. Dieses Signal ist ein erstes Feedback dafür, was der elektrische Stromimpuls im Körper bewirkt, nämlich ob er körpergerecht ist – wenn ich mich über etwas freue – oder eben nicht.

Wo entstehen nun die Gedanken? Stammen sie aus dem Gehirn, etwa aus der Hirnrinde oder doch eher aus dem Limbischen System? Oder kommen sie von außerhalb des Gehirns bzw. von außerhalb der Hirnrinde? Bei der Suche nach der Antwort hilft uns wiederum das Gesetz der Natur.

In der Schulmedizin wird (vereinfacht) behauptet, der Gedanke entspränge zwischen den Synapsen der Nervenzellen in der Hirnrinde.[3] Hirnströme und Chemie würden zusammenwirken und im Zuge eines solchen Prozesses würde z. B. eine Idee entstehen. Nur: Es gibt Milliarden von Nervenzellen, welche davon hat die Steuerungsfunktion der Gedanken? Welche Stelle trifft die finale Entscheidung? Es muss dann im Gehirn irgendwo einen übergeordneten Punkt geben, mindestens eine Art Startpunkt, ähnlich wie bei einem technischen Instrument.

---

[2] Die beiden Hirnrinden sind gemäß den Vererbungsgesetzen jeweils durch ein Elternteil besonders geprägt.

[3] Eine Übersicht gibt Eccles, J. C. (2000): Wie das Selbst sein Gehirn steuert. (3. Aufl.) Piper. Bemerkenswert ist seine Aussage der Begrenztheit materialistischer Lösungen, siehe S. 261f.

Deshalb die Frage: Kann das Gehirn für sich alleine denken? Um diese Frage sicher zu beantworten, müssen wir uns anschauen, woraus das Gehirn besteht. Es besteht genauso wie die ganze bekannte Materie aus Atomen. Die Atome der verschiedenen Elemente des Periodensystems können miteinander reagieren und wir wissen einiges über die Abläufe der dabei stattfindenden chemischen Reaktionen.

Diese Reaktionen

- stehen in Abhängigkeit von äußeren Faktoren,

- können nicht zufällig/beliebig ablaufen, weil die Voraussetzungen und möglichen Ergebnisse für eine Reaktion immer vorgegeben sind,

- ermöglichen, dass Chemie vorhandene Energie und Informationen aufnehmen, speichern und weitergeben kann.

Chemische Reaktionen sind in den Naturgesetzen auf molekularer Ebene festgelegt, sie laufen immer gleich ab. Nur so ist es möglich, etwa Zement herzustellen, der bestimmte Normen erfüllen muss. Wir kennen elektronische Geräte, mit denen wir arbeiten können, weil Chemie die Information aufnimmt und abrufbar speichert. Chemie kann auch Wärme aufnehmen und übertragen.

Gleichzeitig wissen wir, was mit chemischen Elementen naturgesetzlich unmöglich ist. Computer haben keine Gedanken, sie können nicht denken, selbst wenn sie über Gesichtserkennung oder sogenannte „Künstliche Intelligenz" verfügen und auf Basis extremer Datenmengen reagieren können. „Reagieren" bzw. „Vorhersagen" heißt eben nicht „Denken".

Chemische Elemente

- können nichts fühlen (ein Handy fühlt nichts),

- können nicht wählen, d. h. können keine Entscheidungen treffen,

- können sich nicht selbst steuern bzw. zerstören,

- können kein Bewusstsein haben (Wieviel Bewusstsein hat ein Tablet?),

- können keine Reflexion haben,

- können keine Moral haben.

Chemische Elemente sind damit sicher nicht die Quelle der Gedanken. Woher aber kommen Gedanken? Warum kann der Mensch denken? Wenn das Gehirn ausschließlich aus Chemie zusammengesetzt ist, dann ist es naturgesetzlich ausgeschlossen, dass es selbständig denken kann.

Menschen können fühlen und denken. Chemische Elemente sind jedoch gefühllos. Der Nerv im verletzten Finger leitet einen Impuls an das Gehirn weiter. Erst im Kopf entsteht dann ein Gefühl. Welche Gehirnzelle fühlt den Schmerz? Wo ist der Sitz der Gefühle? Die Existenz von Gefühlen ist schon für sich genommen ein guter Beweis dafür, dass der Mensch nicht nur allein aus Chemie bestehen kann.

Weiterhin können Menschen sich selbst zerstören, anders als nicht-lebende Elemente in der Natur. Die Naturgesetze sehen keine Selbstzerstörung von Materie vor. Menschen können jedoch als Reaktion auf eine Information, die ihrem Bedürfnis nicht entspricht, aus dem Fenster im 11. Stock in den Tod springen. So tat es der Freund einer meiner Patientinnen. Als sie in einem Telefonat mit ihm Schluss machte, stürzte er sich noch während des Telefonats in den Tod.

Ein chemisches Element, z. B. ein Tablet, kann sein Ende nicht selbst herbeiführen. Allerdings gibt es Beobachtungen über Selbstzerstörung bei Tieren. Wenn etwa das geliebte Herrchen oder Frauchen gestorben ist, kommt es bei Katzen oder Hunden oft zu schweren Krankheiten mit Todesfolge. Manche Tiere verweigern die Nahrungsaufnahme bis sie sterben. Wieso verhalten sie sich so?

Es muss demnach etwas im Menschen und auch im Tier geben, was den Gedanken zur Selbstzerstörung überhaupt erst aufbringt, bevor eine solche Entscheidung getroffen wird.

Menschen haben kognitive Fähigkeiten, sie können sich über andere Personen freuen oder auch ärgern. Das bedeutet, sie können Informationen bewusst wahrnehmen und darauf erkennbar reagieren. Zudem können Menschen wählen. Sie wählen sich den Lebenspartner aus, ihren Beruf oder auch ein Auto. Dies alles kann die Materie nicht.

Woher haben Menschen all diese Fähigkeiten? Wo liegt die Quelle dafür? Liegt sie im Gehirn? Durch die Naturgesetze lässt sich ausschließen, dass Chemie allein bzw. ein ausschließlich aus Chemie bestehendes Organ denken kann. Es bleibt zu klären, was im Menschen denken kann. Nur so können wir die Frage, woher die Gedanken kommen, beantworten.

5. Der Geist des Menschen – wir sind mehr als nur Materie

Der Mensch hat etliche Fähigkeiten, die sich mit „Chemie" allein nicht erklären lassen. Es existiert etwas im Menschen, das über die Materie hinausgeht. Nur wenn wir diesen Bestandteil finden, können wir die Ausgangsfrage beantworten, woher die Krankheit kommt. Das Gehirn an sich kann – wie eben gezeigt – als rein materielles Element nicht eigenständig denken. Das Gehirn kann nicht der Ursprung von Gedanken sein. Es wird zwar zwingend zum Denken benötigt, aber es kann nicht selbständig für sich denken.

Was aber ist dann der Ursprung der Gedanken? Nach intensiver Suche bleibt als einzige Schlussfolgerung, dass der Mensch und auch das Tier einen Geist haben müssen. Ein Geist ist unsichtbar und lässt sich physisch nicht direkt nachweisen, aber es gibt dennoch leicht nachvollziehbare Beweise, die sein Vorhandensein belegen.

Belege für die Existenz eines immateriellen Geistes:

1. Die geistigen Bedürfnisse bei Menschen und Tieren

Es existiert eine ganze Reihe geistiger Bedürfnisse, die sich sowohl bei Menschen als auch Tieren beobachten lassen: Freiheit, Sicherheit, Neugier bzw. Erkenntnis und viele andere. Die geistigen Bedürfnisse des Menschen gehen zweifellos noch erheblich über die von Tieren hinaus, etwa hinsichtlich Gerechtigkeit, Wahrheit, Verantwortung, Moral, Wertschätzung usw. Dabei lässt sich die Aufzählung der geistigen Bedürfnisse des Menschen nicht wirklich abschließen. Gemeinsam ist ihnen, dass sie alle nicht-chemischer Natur sind, es gibt keine „Freiheit" als Dosis in Tablettenform.

Bedürfnisse als solche müssen von einer Stelle/Einheit festgelegt und angefordert werden. Wenn diese Einheit nicht existiert, wäre das Bedürfnis sinnlos, weil nicht notwendig. Es gibt im Menschen zweifellos eine Einheit, die die geistigen Bedürfnisse anfordert, aber welche ist es? Was oder wer im Menschen will Liebe und Freiheit? Verlangen unsere Gehirnzellen nach diesen geistigen Bedürfnissen? Oder ist es das Herz, die Leber oder der Magen? Kann es sein, dass die Gehirnzellen z. B. Verständnis von anderen Menschen benötigen, um zu funktionieren? Protestiert und regt sich eine Zelle auf, wenn einem selbst oder einer anderen Person ein Unrecht geschehen ist?

Es ist offensichtlich und für jeden zu erkennen, dass dies nicht der Fall ist. Es muss also etwas anderes im Menschen und auch im Tier geben, was nach geistigen Dingen verlangt. Etwas, was unterscheiden kann zwischen Wahrheit oder Lüge, Gerechtigkeit oder Ungerechtigkeit, Sicherheit oder Unsicherheit. Etwas, dass eine liebevolle Tat von einer Lieblosigkeit trennen kann. Menschen sind dazu ganz offensichtlich in der Lage.

Woher kommt diese Fähigkeit? Mir blieb keine andere Erklärung, als zu akzeptieren, dass der Mensch mehr als nur die Materie seines Körpers sein muss. Die Existenz auch einer geistigen Einheit lässt sich nicht von der Hand weisen. Und da wir den Begriff dafür schon alle kennen, haben wir also nicht nur einen Körper, sondern auch einen Geist.

2. Die Abhängigkeit des Körpers vom Geist

Unser Körper, bestehend aus Chemie, hat ähnlich einer Pflanze physische Bedürfnisse, welche er sich nicht selbst erfüllen kann. Eine Pflanze ist darauf angewiesen, dass ihr durch Natur oder Mensch Wasser verfügbar gemacht wird, damit sie es aufnehmen kann. Vergleichbar ist auch unser Körper vom Geist abhängig, der ihm die physischen Bedürfnisse stillt. Der Körper signalisiert deshalb mit Hunger und Durst, Frieren und Schwitzen, welche Bedürfnisse er hat. Damit zeigt der Körper dem Geist, was ihm fehlt oder zu viel ist. Der Körper kann sich Nahrung und Wasser nicht selbst herbeiholen. Nur der Geist kann den Körper mit Nahrung, Wasser, Sauerstoff usw. versorgen. Der Körper nimmt diese Stoffe dann auf und verarbeitet sie, aber „beschaffen" kann er sie sich nicht selbst. Es ist der Geist, der den Körper steuert. Erst dadurch kann der Mensch sich bewegen, selbst wenn er nur zum Kühlschrank oder Wasserhahn geht.

Ohne einen Geist wäre der Körper nicht in der Lage, sich zu versorgen. Deshalb richtet sich das Signal des Körpers an den Geist, einen Mangel zu beheben. Hunger geht von den Zellen aus, aber den Hunger an sich spüren kann eine Zelle nicht. Hunger ist also kein Signal von einer Zelle an eine andere, sondern von den Zellen (materiell) an den Geist (immateriell). Der Geist kann dann dem Körper sein Bedürfnis erfüllen – oder es verweigern. Dies führt uns zum dritten Beweis, dass wir einen Geist haben müssen.

3. Der Vorrang des Geistes und seiner Bedürfnisse vor den körperlichen Bedürfnissen

In einem Konfliktfall im Leben eines Menschen, der zwischen „Liebe" (als Begriff für geistige Bedürfnisse) und Leben zu entscheiden hat, ist die Liebe wichtiger als das Leben. Diese Rangfolge konnte ich immer wieder beobachten. Es gibt viele Ehepaare, wo beide Partner sich wünschen, vor dem anderen zu sterben, weil sie nicht alleine leben möchten. Ein älterer Patient sagte mir, er sei vorbereitet, dass wenn seine Ehefrau stirbt, er dann auch gleich nach ihr sterben werde. Im Falle eines jungen Mannes war es tragisch, als seine Freundin die Beziehung beendete. Er konnte diese Situation nicht ertragen, besorgte sich die Pistole seines Vaters, lud das Mädchen zu einer Spritztour ein und erschoss erst sie und dann sich selbst.

Die Priorität der geistigen vor den körperlichen Bedürfnissen konnte ich sehr deutlich bei meinen Patienten feststellen. Wir sehen häufig im Alltag, dass man auf Nahrung,

Schlaf und Erholung verzichtet, nur um sein geistiges Verlangen zu verfolgen. Es wird nicht viel Rücksicht genommen auf die körperlichen Bedürfnisse während der Jugendzeit, wenn einem die Befriedigung der geistigen Bedürfnisse auf nächtlichen Veranstaltungen wichtiger sind als das Leben selbst.

Dabei gilt ohne Ausnahme, dass jeder Mensch mit dem Leben allein unzufrieden wäre. Ich habe meine Patienten häufig gefragt: „Wären Sie denn zufrieden, wenn sie *nur* leben würden?" Niemand antwortet, dass ihm das Leben allein genug wäre. Es gibt bei jedem Menschen etwas, das ihn antreibt, seinem Leben Sinn gibt, ohne das er nicht zufrieden ist. Ich konnte beobachten, dass es der (vermeintliche) Verlust des Sinnes im Leben ist, welcher zuerst zu geistiger Belastung führte und sich anschließend als Krankheit im Körper zeigte. Die Krankheit ist nicht die Folge davon, dass ein Mensch um sein „Leben" kämpft. Sondern die Krankheit ist die Folge davon, dass ein Mensch aus seiner eigenen Sicht den „Sinn" seines Lebens nicht erfüllen kann oder verloren hat.

Auch bei einer Sucht geht es um die Sinnerfüllung, nicht um das Leben an sich. Und da die geistige Not immer größer wird, sehen wir so viele süchtige Menschen. Der Sinn kommt immer vor dem Leben, was beweist, dass ein Geist über dem Körper steht und der Mensch eher auf sein Leben verzichtet als auf die Erfüllung seines Sinns.

Somit ist die bekannte „Maslowsche Pyramide" falsch herum aufgebaut. Sie ist hauptsächlich aus physischen Bedürfnissen zusammengesetzt und erst an der Spitze kommen ergänzend geistige Aspekte hinzu.[4] Die Realität des menschlichen Lebens zeigt, dass die Bedürfnispyramide des Menschen in Wahrheit überwiegend mit geistigen Bedürfnissen gefüllt ist und nur nachrangig mit körperlichen Nöten. Ja, wir brauchen beides, wir haben physische und geistige Bedürfnisse. Dennoch sind die geistigen Bedürfnisse wichtiger als die Bedürfnisse des Körpers.

Was ist es nun genau, das den Menschen fähig macht, den Sinn des Lebens höher zu bewerten als das Leben selbst? Wer ist die führende Kraft im Menschen? Ist es das Gehirn – und damit der Körper – oder der Geist?

4. Die Fähigkeiten des Geistes übersteigen die des Körpers

Der Körper kommuniziert mit dem Geist, indem er ihm – ebenfalls über die Nerven – Gefühle und Emotionen sendet. Diese beschreiben ein Verlangen des Körpers. Muss der Geist nun auf das Verlangen des Körpers eingehen oder kann er es verweigern?

---

[4] Maslow, A. H. (1943): A theory of human motivation. Psychological Review. 50 (4), S. 370-396.

Die Erfahrung zeigt uns: Wenn der Geist etwas nicht tun will, kann der Körper noch so viele und dringliche Signale senden, sein Bedürfnis wird trotzdem nicht gestillt. Der Geist ist eine Einheit, die nicht zu einer Handlung gezwungen werden kann.

Anhand seiner Funktionen konnte ich drei Dinge über den Geist herausfinden:

1. Ein Geist ist eine geschlossene Einheit und kann nicht von außen gesteuert werden. Ein Geist kann von außen beeinflusst werden, aber nur er bestimmt, ob und wie er auf diesen Einfluss reagiert.

2. Ein Geist kann sich nur selbst steuern und das geschieht von innen heraus.

3. Ein Geist ist immer aktiv, d. h. Passivität gibt es im Geist nicht.

Die Fähigkeit zur Entscheidung ist der wohl wichtigste Unterschied zwischen einem physischen und einem geistigen Element. Das materielle Element kann nicht „Nein" sagen, es gehorcht Befehlen/Impulsen, die von außerhalb kommen. Ein Stück Holz kann sich nicht wehren, wenn jemand es bearbeitet. Der Körper kann nur reagieren und verstoffwechselt Chemie. Er reagiert entsprechend den Befehlen, die er erhält. Ein Geist nimmt grundsätzlich keine Befehle entgegen, sondern handelt eigenständig.

Somit sind die Fähigkeiten eines Geistes

a. zur eigenen Aktion (kann von sich heraus agieren, kommt auf eine Idee etc.)

b. der möglichen Verweigerung, auf einen äußeren Impuls zu reagieren (kann ein „Nein" setzen)

in der Materie nicht zu finden.

Wenn z. B. der Körper seine Nahrung verlangt, kann der Geist diesem Verlangen folgen. Der Geist kann aber auch entgegen einem dringlichen Signal aus dem Körper frei entscheiden, auf Nahrung zu verzichten. Deshalb kann der Mensch in einen lebensbedrohlichen Hungerstreik treten, wenn er sich damit ein höheres geistiges Bedürfnis erfüllt.

Auch ein Geist muss zunächst Informationen bearbeiten, um irgendetwas zu tun. Aber er agiert selbst und reagiert, wenn er will, oder er reagiert nicht und verweigert sich dem äußeren Impuls. Wegen dieser Eigenschaft kann der Geist nicht aus Materie bestehen. Weil er der Materie überlegen ist, kann der Geist auch nicht aus der Materie bzw. dem Körper entstehen.

Dies alles zeigt, dass die Materie den Geist beeinflusst, aber nicht steuern kann. Sie kann den Geist behindern, indem sie als Reaktion dem Geist Unwohlsein und Schmerzen bereitet. Die körperlichen Reaktionen können aber den Geist nicht zwingen, dem Körper (Materie) zu gehorchen.

Damit ist klar, dass der Geist kein Element ist, dem man etwas befehlen kann, wie dies mit der Materie geschieht. Da der Geist sich von innen heraus steuert, muss er die angebotene Information auf deren Richtigkeit prüfen, dahingehend, ob sie seinem geistigen Bedürfnis entspricht. Wird ihm etwas angeboten, was seinem Bedürfnis entspricht, nimmt er es an und handelt danach. Entspricht es dem nicht, handelt er nicht nach dem, was ihm jemand anbietet. Er hat also ein eigenes „Nein" als Handlungsmöglichkeit, was sich so in der Materie nicht findet.

Auch bei Folter ist es letztlich das Ziel, den Geist über den Körper zu erreichen. Der Körper wird beschädigt oder zerstört, was der Geist fühlen und ertragen muss. Aber auch dieser Prozess kann den Geist nicht zum Handeln zwingen. Viele Menschen, die gefoltert wurden, haben nie nachgegeben, ganz egal wie groß die Qual war. Dies ist ein weiterer Beweis dafür, dass es zwei Einheiten im Menschen geben muss.

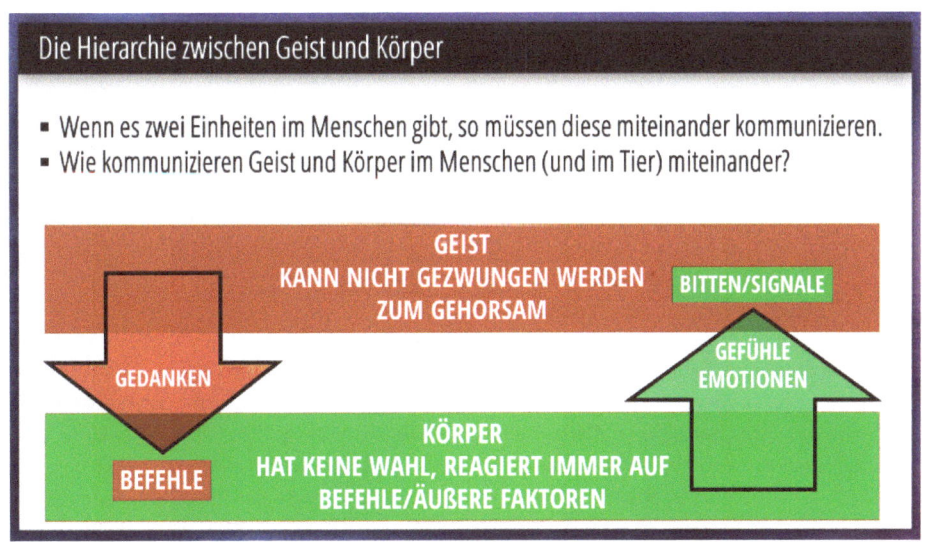

5. Die Steuerung des Körpers durch die Gedanken des Geistes

Getroffene Entscheidungen sind Befehle für das Gehirn, keine Signale oder Bitten. Der Körper als physisches Element muss auf seine Außenwelt einschließlich Geist reagieren. Er hat keine Wahl. Die Bewegungen der Hände sind nichts weiter als die Impulse, die Befehle des Geistes, die der Körper ausführt. Der Körper kann nicht „Nein" dazu sagen.

Am Beispiel einer Panikattacke können wir das Zusammenspiel dieser zwei Einheiten betrachten. Der Geist des Menschen interpretiert eine Situation als eine lebensbedrohende Gefahr, eine „Schrecksekunde" bringt den Körper in Millisekunden zu einer chemischen Ausschüttung von einer Reihe von Hormonen, die den Stoffwechsel des ganzen Körpers verändern. Hat der Körper dabei eine Wahl? Nein, er muss so reagieren, wie er voreingestellt ist. Auch wenn die Panik auf einer Täuschung beruht, ist die körperliche Reaktion dieselbe. Manchmal träumt man etwas Schlimmes und sagt sich dann nach dem Aufwachen erleichtert: „Es war nur ein Traum!" Ungeachtet dessen ist die körperliche Reaktion trotzdem da. Das gilt auch für die Panik, die man sich freiwillig durch dahingehende Filme erzeugt.

Damit der Geist den Körper über Gedanken steuern kann[5], muss er nach dem Naturgesetz dem Körper physische Impulse zuführen. Ohne diese könnte er den Körper nicht in Aktion bringen. Wir haben gesehen, dass unser Gehirn mit elektrischem Strom funktioniert. Und diese Impulse müssen irgendwoher kommen. Das Gehirn selbst kann sie sich nicht geben. Dies zeigt der Unterschied zwischen einem lebenden und einem toten Menschen. Was fehlt im Gehirn des toten Menschen? Es ist der elektrische Strom! Wieso fehlt dieser jetzt? Wie kommt der Strom überhaupt in die Hirnrinde? Wer ruft im Gehirn den elektrischen Impuls hervor?

Das Gehirn ist als Materie nicht fähig, sich selbst den Stromimpuls zu setzen, mit dem es in Tätigkeit tritt.[6] Wäre es in der Lage, sich das Mittel, womit es angetrieben wird,

---

[5] Auch die Atmungsfunktion wird durch einen chemischen Prozess in der Gegenwart des Geistes gesteuert. Dieser chemische Prozess läuft nur und solange, wie der Geist ihn steuert, aber wie er zu funktionieren hat, ist keine Entscheidung des Geistes. Anders als bei der Entscheidung über die Nahrungsaufnahme kann man die Atmung zwar beeindruckend trainieren, aber bewusst selbst nicht dauerhaft beenden. Somit bedeutet Steuerung nicht ausschließlich, dem Körper aktiv Befehle zu geben, sondern auch, die im Körper festgelegten Prozesse innerhalb eines festgelegten Rahmens aufrechtzuerhalten.

[6] Es geht um komplexe Steuerungsimpulse, die ausgehend von der Hirnrinde den gesamten Körper durchlaufen, nicht um die Energieversorgung des Gehirns durch den Körper an sich.

selbst zu verschaffen, wäre es ein Perpetuum mobile. Damit wäre aber das Grundgesetz von Ursache und Wirkung und das Prinzip des Kanals aufgehoben. Das Gehirn würde andersartig funktionieren – nicht nur als alle anderen Organe des Menschen, sondern auch anders als alle beobachtbaren Elemente im Universum.

Der Geist ist es, der über Gedanken und Entscheidungen den elektrischen Stromimpuls auslöst. Der Geist hält das Gehirn quasi „in Bewegung". Diese Ströme lassen sich messen. Sie sind nichts anderes als die Aktivität des Geistes am Hirn. Das Hirn kann sich selbst keine elektrischen Impulse setzen, wie sich am toten Menschen zeigt. Nach dem Gesetz der Natur belegt damit der tote Mensch, dass der lebendige Mensch einen Geist haben muss.

Die Beweise für die Existenz eines Geistes lassen sich wie folgt zusammenfassen:

Ohne Geist hätten wir als Menschen

- keine Gedanken/geistige Aktivität

- keine geistigen Bedürfnisse

- keine Sinneswahrnehmungen (fühlen, sehen, riechen, schmecken, hören)

- keine Bewertungen (die Wahl zwischen Ja oder Nein)

- keine Verantwortung

- keine Moral

- keine Spiritualität

- keine Möglichkeit, den Körper zu bewegen.

Ein Körper ohne Geist ist demnach tot. Deshalb stellt sich nun unweigerlich die Frage: Woher kommt der Geist, wenn die Materie ihn nicht erzeugen kann?

6. Die Seele – Summe von Körper und Geist

Nach der evolutionsbasierten Wissenschaft entstammt der Geist der Materie. Er wird aber nicht Geist, sondern „Psyche" genannt. Die Psyche wird als Resultat der Aktivität vor allem der Hirnrinde angesehen. Wäre dies so, dann sollten die körperlichen Bedürfnisse und Nöte stets wichtiger sein als die geistigen. Der Körper müsste den Geist steuern. Wir haben gesehen, dass das Gegenteil zutrifft.

Aus der Chemie bzw. der Materie der Zellen kann *naturgesetzlich* ganz bestimmt kein immaterieller Geist hervorgehen. Man stelle sich nur vor, der Körper erstellt sich eine Psyche, die dann entscheidet, dem Körper etwas zu essen zu geben oder auch nicht. Oder die ihn dazu bringt, aus dem 11. Stock zu springen etc. Das wäre nach unserem Verstand unplausibel und dem Gesetz von Ursache und Wirkung entgegengesetzt.

Der Geist ist es, der mittels der Gedanken einen genau gezielten Stromfluss in den Körper hinein auslöst. In der Abhängigkeit von der Ausrichtung dieser Gedanken kann durch den Strom im Körper eine Fehlfunktion, Selbstverletzung und auch Krankheit entstehen.

Das zeigt, dass der vom Geist hervorgerufene Stromimpuls für die Hirnrinde in seiner Wirkung auf den ganzen Körper festgelegt sein muss. Die „richtigen" Gedanken führen zu einem körpergerechten Impuls, die „falschen" Gedanken wirken schädlich. Die Hirnrinde ist Materie und hat keine eigene Entscheidung und keine Freiheitsgrade, wie sie auf den Geist bzw. den Gedanken reagiert. Somit kann man im Körper die richtige Denkweise des Geistes, die dem Körper den richtigen Stromimpuls setzt, verlässlich ablesen. Gleichzeitig kann auch der falsche, nicht-körpergerechte Stromimpuls im Körper an seiner Wirkung erkannt werden. Ein objektives Messinstrument (nämlich der eigene Körper) für das subjektive Denken ist eine sehr vorteilhafte Sache, besonders weil es um unser Leben und unsere Gesundheit geht.

Aber bevor wir diese Details ausfindig machen, sollten wir uns einen Überblick über die Anthropologie, d. h. die Theorien zur menschlichen Natur verschaffen. Es gibt viele verschiedene Theorien über den Aufbau des Menschen, wir wollen uns hier nur über die drei bekanntesten Ansätze Gedanken machen.

1. Zum einen wird der Mensch als Zusammenspiel von drei eigenständigen Einheiten angesehen: Körper, Geist und Seele. Dabei seien Seele und Geist geistige Einheiten. Dieses Menschenbild wurde bereits von den alten Griechen geprägt, man spricht daher vom platonischen und aristotelischen Menschenbild. Platon beschreibt den Menschen

sehr anschaulich als einen Gott, der sich in einem Tierleib gefangen hat. Folglich ist der Tod eine Art Befreiung für den Menschen. Er wird dann wieder zu einem Gott.[7]

Ein solches Verständnis vom Menschen ist bis heute prägend, es findet sich in vielen Religionen und insbesondere auch im Christentum.

2. Ebenfalls schon seit den alten Griechen gibt es einen Gegenentwurf – das stoische und epikureische Menschenbild. Nach dieser Auffassung ist der gesamte Mensch ausschließlich Chemie und aus ihr entspringen auch die geistigen Fähigkeiten. Der Großteil der evolutionsbasierten Medizin und Wissenschaft hängt diesem doch recht einfachen Menschenbild bis heute an. Liebe oder auch Leidenschaft entsteht hiernach durch die „Verbrennung" in den Zellen.

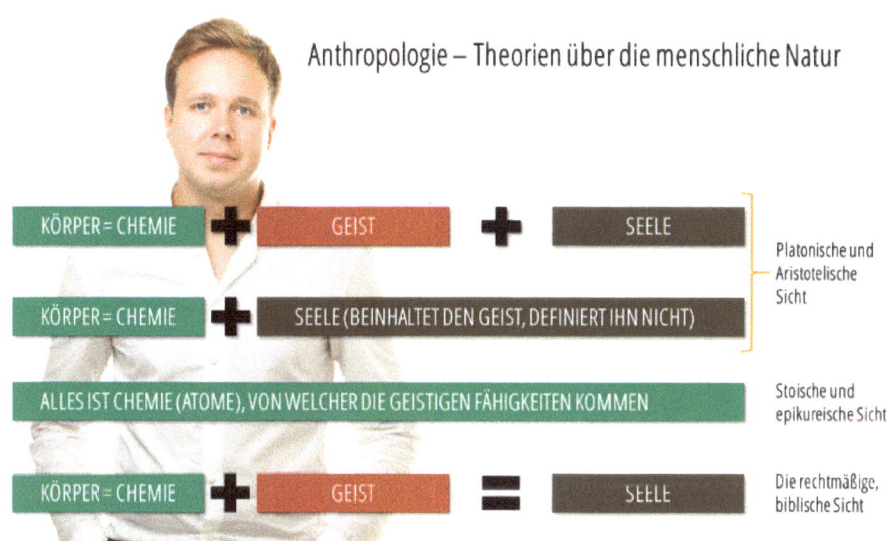

3. Wie im letzten Kapitel beschrieben, gibt es unwiderlegbare Beweise, dass man allein mit Materie den Menschen nicht erklären kann. Nach dem Gesetz der Natur ist es erforderlich, dass der Körper von einer Kraft angesteuert werden muss, welche er sich selbst nicht verfügbar machen kann. Deshalb ist es plausibel, den Menschen als aus

---

[7] Reuter, H. (2014): Geschichte der Psychologie. Hogrefe, S. 31-45

zwei Einheiten bestehend zu begreifen: Körper und Geist. Eine dritte Einheit konnte ich nicht finden. Der Begriff der Seele ist dabei eine treffende Beschreibung der gegenseitigen Abhängigkeit von Körper und Geist – einer kann ohne den anderen nichts tun. Der Mensch ist also eine Seele, bestehend aus Geist und Körper.

Ein Vergleich, der dies etwas veranschaulichen soll, ist Wasser. Wasser (H_2O) liegt vor, wenn Sauerstoff und Wasserstoff zusammen in Verbindung stehen. Sowie Wasser aus zwei Elementen besteht, besteht auch die Seele aus zwei nicht trennbaren Elementen. Werden sie getrennt, haben wir kein Wasser mehr, sondern Sauerstoff und Wasserstoff. Werden Geist und Körper getrennt, ist der Mensch tot. Damit ist die Seele nicht mehr vorhanden, sondern nur noch die getrennten Elemente, Geist und Körper. Eine Funktion des Menschen ist nur als Verbund beider Einheiten möglich.

Ein anderes Bild für die Zusammenarbeit von Geist und Körper ist ein Klavierspieler, der auf seinem Klavier musiziert. Das Klavier kann von alleine keine Töne hervorbringen. Auch der Spieler kann ohne Klavier keine Klaviermusik erzeugen. Erst wenn Spieler und Klavier zusammenwirken, entsteht die Musik. Diese Musik ist die Kombination eines Spielers und eines Instrumentes. So ist auch die Seele, der lebende Mensch, das Ergebnis des Zusammenwirkens von Geist und Körper. Der Körper ist dabei das Klavier und der Geist ist der Spieler. Zwei unterschiedliche Komponenten ergeben eine neue Einheit, die lebendige Seele. Nach dem Gesetz bestehen gegenseitige Abhängigkeiten, aber die Steuerung des Körpers erfolgt durch den Geist. Kommt es zur Trennung, gibt es keine Musik mehr. Das Leben endet, wenn der Geist den Körper verlässt.

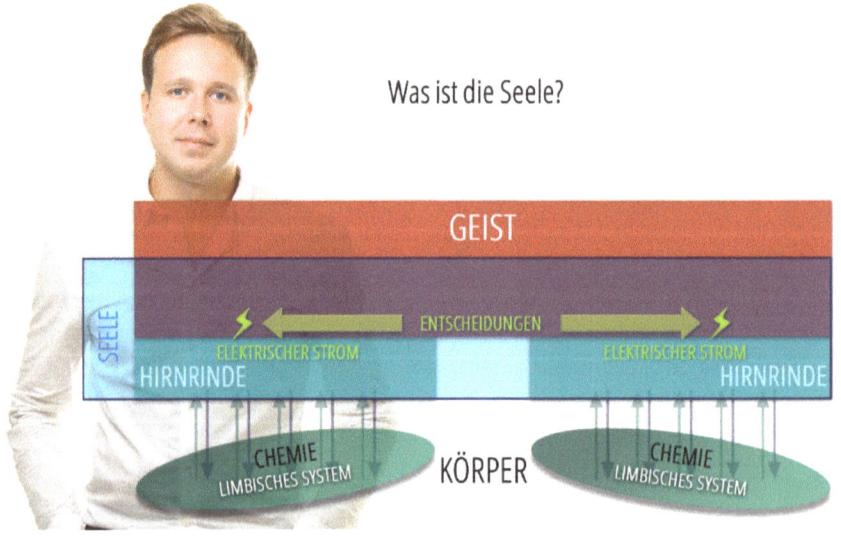

Der immaterielle Geist und der materielle Körper bilden also eine Funktionseinheit. Beide können nur im Zusammenspiel funktionieren. Dennoch ist der Geist dem Körper vorgeschaltet und steuert ihn. Der Körper hat seinerseits festgelegte Einstellungen, welche der Geist nicht übergehen kann. Das heißt, auch wenn der Geist den Körper steuert, kann er mit dem Körper nicht mehr tun, als dieser zu leisten vermag. Deshalb ist der Geist des Menschen durch den Körper limitiert und begrenzt.

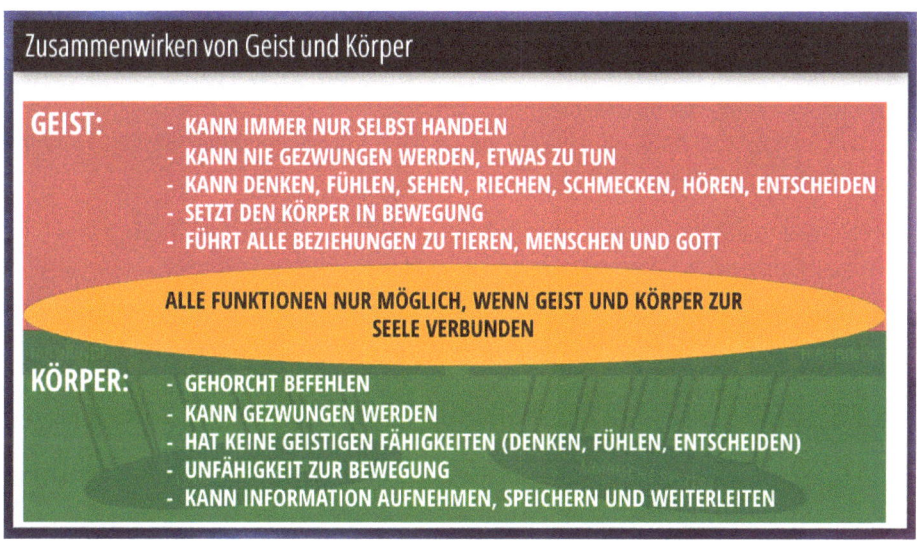

Somit wird verständlich, dass die fünf Sinne des Menschen, also Fühlen, Sehen, Riechen, Schmecken, Hören nur in Kombination zwischen dem Körper und dem Geist vorhanden bzw. aktiv sein können. Durch den Körper, über die Nerven, erreicht die Information als ein physisches Signal (Strom) die Hirnrinde. Dort wird sie dann dem Geist präsentiert, welcher daraus fühlt, riecht, sieht, hört oder schmeckt. Auch die Denkfähigkeit des Geistes ist von der Hirnrinde abhängig. Der Geist denkt zwar selbst, aber nicht ohne Hirnrinde. So wie die Füße zum Gehen benutzt werden, obwohl diese nicht von alleine gehen können, so kann auch der Geist ohne ein funktionierendes Gehirn nicht denken. Bei allem, was der Mensch tut, sind immer beide Einheiten beteiligt.

7. Wie entsteht die Krankheit?

Ich möchte Ihnen den Fall schildern, an dem ich das Prinzip, wie Krankheit entsteht, selbst gelernt habe. Ich habe es bei allen nachfolgenden Patienten immer und immer wieder genauso beobachten können und kein anderes Muster gefunden.

Fall 5: Eine Patientin, Anfang 30, hatte seit 14 Tagen anhaltende, starke Kopfschmerzen, die einfach nicht nachließen, trotz Einnahme von Schmerzmitteln. Sie wurde vom Hausarzt wegen dieser Kopfschmerzen ohne Erfolg behandelt. Dann hat er sie mir überwiesen, um eine Nebenhöhlenentzündung auszuschließen. Ich untersuchte die Patientin gründlich, fand aber nichts Auffälliges. Da die Frau einen sehr leidenden Eindruck machte, dachte ich an einen Hirntumor oder eine Hirnblutung. Die noch am selben Tag gemachte CT-Aufnahme des Kopfes zeigte aber keinen auffälligen Befund.

Die Schmerzen der Frau waren zunächst unerklärlich. Sie hatte kein Kopftrauma oder sonstige körperlichen Einwirkungen erlitten. Waren ihre Schmerzen nur eine Einbildung? Man kann Schmerzen natürlich nicht sehen, aber man kann sie in einem Funktions-Kernspintomogramm sichtbar machen, indem man aktivierte Areale im Gehirn feststellt. Man weiß, wenn bestimmte Aktivierungsmuster auftreten, empfindet der Mensch Schmerzen.[8] Schmerzen sind chemischen Reaktionen aus dem Limbischen System, welche in der Hirnrinde dem Geist die Schmerzen signalisieren.

Wie sollte ich nun mit der Frau weiter vorgehen? Sie hatte glaubhaft starke Beschwerden. Schmerzen kann man sich nicht einbilden. Man kann sie allerdings durch Einbildung produzieren. Wenn sie aber da sind, sind sie physiologisch nachvollziehbar. Dies kann ich aus eigener Erfahrung bestätigen. Als ich während des Medizinstudiums morgens an der Vorlesung über die Lebensgefahr bei der Blinddarmentzündung teilnahm, bekam ich noch am selben Tag gegen Mitternacht Schmerzen in der Blinddarmregion. Aus Angst, ich könnte sterben, begab ich mich sofort in die Notfallaufnahme, wo ich stationär aufgenommen wurde. Nach zwei Tagen mit Untersuchungen, ob nun eine Blinddarmentzündung vorliegt oder nicht, wurde dann zur Sicherheit der Blinddarm entfernt. Es stellte sich heraus, dass er nicht entzündet war.

---

[8] Kröner-Herwig, B. et al., (2011): Schmerzpsychotherapie: (7. Aufl.) Springer, S. 6

zu **Fall 5:** Da keine körperliche Ursache für die Schmerzen in Betracht kam, blieb nur noch die geistige Komponente. Ich fragte nach, ob vor 14 Tagen etwas passiert sei, was die Patientin mitgenommen hätte. Daraufhin berichtete die Frau: „Vor 14 Tagen habe ich erfahren, dass mein Freund mich betrogen hat." Die Beziehung lief seit einem Jahr und sie hatte viel aufgegeben, um von weit her zu ihm zu ziehen. Sie hatte ihre Familienangehörigen zurückgelassen, um mit ihm gemeinsam zu leben. Jetzt fand sie heraus, dass er ihr untreu gewesen war.

In unserem Geist haben wir das Bedürfnis nach Treue verankert und Untreue ist das Gegenteil davon. Da wir von unseren Bedürfnissen bestimmt sind, reagieren wir auf ein „Anti-Bedürfnis" automatisch mit Ablehnung. So war es auch bei dieser Frau. Was mich jedoch interessierte, war, welcher Gedankengang zum Kopfschmerz führte. So habe ich sie gefragt, welche Gedanken sie über ihren Freund hatte, bevor sie die Nachricht erfuhr und wie ihre Gedanken danach aussahen. Sie hatte zuvor nur liebevolle Gedanken ihm gegenüber. Liebevolle Gedanken sind grundsätzlich freie Gedanken, d. h. sie entsprechen unserem geistigen Bedürfnis. Jeder freie Gedanke führt zu Entscheidungen, die einen körpergerechten elektrischen Stromimpuls auslösen und im Limbischen System eine positive Emotion bewirken. Dies ist die körperliche Bestätigung, dass der Stromimpuls körpergerecht war und gibt dem Geist die Information: Mach weiter so! Liebevolles Denken kann keine Störung und somit auch keine Krankheit im Körper auslösen.

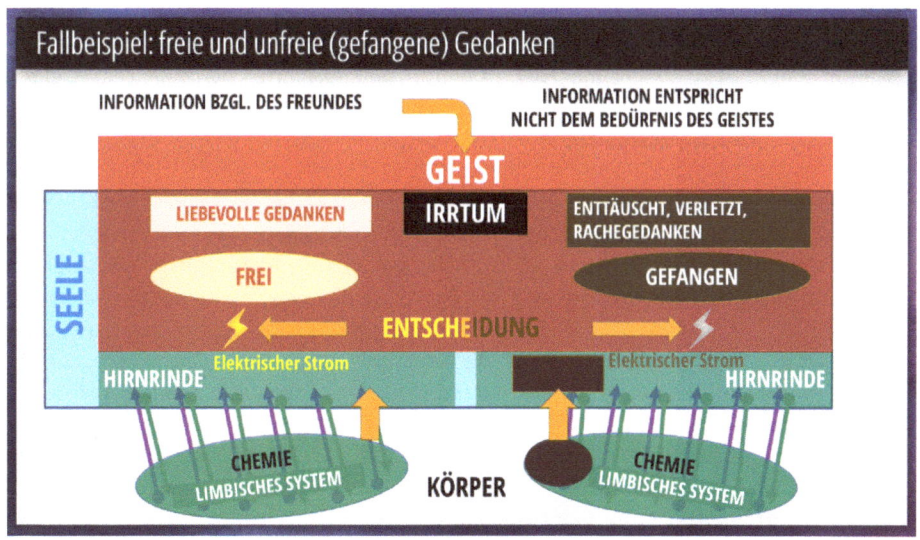

Jetzt bekommt die Frau aber die schlechte Nachricht über die Untreue ihres Freundes. Diese Information verletzt das Bedürfnis des Geistes nach Treue, Wahrhaftigkeit und Gerechtigkeit. Denn wenn der Mann fremdgeht, dann bricht er nicht nur die Treue und ist nicht ehrlich, sondern er begeht zudem eine Ungerechtigkeit. Mit welchen Gedanken reagiert die Frau auf den Treuebruch? Sie fühlt sich enttäuscht, betrogen, ist verletzt und hat zudem Rachegedanken.

Diese negativen Gedanken erzeugen einen elektrischen Impuls, der dem Körper offensichtlich schadet. Es sind die eigenen unfreien Gedanken, die der Geist denkt und mit denen er sich selbst blockiert. Immer dann, wenn der Geist sich selbst gefangen nimmt, fallen zwangsläufig nicht-körpergerechte Entscheidungen, die im Gehirn einen nicht-körperkonformen Stromimpuls auslösen. Dieser falsche Antrieb führt zu einer Schädigung des Gehirns und aller anderen daran gekoppelten Organe. Zusammengefasst: Negative und unfreie Gedanken führen stets zu einem nicht-körpergerechten Strom mit mehr oder weniger starkem Schaden im Körper.[9]

Ganz allgemein entsteht die Not des Menschen dadurch, dass jemand anderes etwas tut, was dem Bedürfnis seines Geistes nicht entspricht. Dieses Anti-Bedürfnis wird als Anlass genommen, dagegen vorzugehen. Da der Andere jedoch nicht wirklich zu verändern ist, ist dieses Bestreben eine Gefangennahme des eigenen Ichs. Je mehr man an diesen unfreien Gedanken festhält, desto stärker vermehren sie sich und es kommen weitere nicht lösbare Probleme im Geist auf. So war die Patientin mit noch einem weiteren Gedanken gefangen, mit dem sie sich schon seit 14 Tagen quälte: „Ich würde meinen Freund ja gerne behalten, wenn ich die Garantie hätte, dass er mir nie wieder untreu würde." Damit bringt sie sich in eine unlösbare Situation, denn wo gibt es eine Garantie dafür, dass ihr Freund zukünftig treu bleiben wird? Sie weiß selbst, diese

---

[9] Die Gedanken erreichen als Impuls über das Limbische System das Knochenmark als nächsten Punkt im Kreislauf des Menschen. Schon der weise Salomo schrieb, dass ein betrübtes Gemüt das Gebein verdorren lässt (Sprüche 17,22). Er wusste, dass alle körperlichen Krankheiten aus dem Knochenmark kommen. Dort wird das Blut produziert, sprich alle Antikörper und die Abwehrzellen. Alles was im Knochenmark abläuft, geschieht auf Befehl des Geistes. Die Tätigkeit des Knochenmarks beeinflusst die Funktion aller anderen Organe des Körpers. Materielle Elemente wie Luft, Wasser und Nahrung gelangen über die Lunge, den Magen etc. erst nach den Gedanken in den Funktionskreislauf des Menschen. Am Anfang des Menschen steht die Liebe als geistiges Element, nicht die Chemie. Von den Organen fließt die Information wieder zurück in das Limbische System, dann zur Hirnrinde und von dort zum Geist, damit schließt sich der Funktionskreislauf des Menschen.

Garantie gibt es nicht. Trotzdem hält sie am Freund fest und würde ihn, wenn möglich, zur Treue zwingen. Dieser in ihr selbst ausgeübte Zwang führt zu den Kopfschmerzen.

Hier stellt sich die Frage nach dem Grund unserer Beziehungen. Warum gehen wir sie ein? Der allgemeine Glaube ist, dass wir den Mitmenschen brauchen, damit er unsere geistigen Bedürfnisse befriedigt. So glaubt auch diese Patientin, sie braucht den Freund zur Erfüllung ihrer geistigen Bedürfnisse. Sie glaubt, er könne ihre Bedürfnisse nach Liebe, Treue und Sicherheit stillen. Deshalb hat sie sich für ihn entschieden und lebt mit ihm zusammen. Kann ihr Freund ihre Bedürfnisse überhaupt erfüllen? Ist ihr Ansinnen realistisch? Lässt das Gesetz der Natur denn die Möglichkeit zu, dass einer für den anderen trinkt, isst oder denkt?

Jeder Mensch – das habe ich immer wieder gesehen – reagiert gegen sich selbst, wenn ein anderer etwas tut, was entgegengesetzt zu seinem geistigen Bedürfnis steht. Er verletzt sich selbst, ohne es zu merken und ohne es zu wollen. So auch diese Patientin, sie nimmt sich geistig gefangen und produziert sich selbst ihre Kopfschmerzen, weil sie überzeugt ist, dass ihr Freund ihr die Treue schuldet. Und ich habe ihr zunächst Recht gegeben – bis zu dem Zeitpunkt, an dem ich erkannte, dass ihr Geist mit diesem Ansinnen ihrem Körper schadet und das Gesetz der Natur nicht erlaubt, was sie will. Erst als ich das Ganze „unter die Lupe nahm", erkannte ich den Gedankenfehler.

Als Arzt gehe ich davon aus, dass alles, was dem Körper schadet, dem Körper auch nicht angetan werden soll. Gebe ich dem Körper die falsche Nahrung, dann wird er darauf negativ reagieren. Reagiert der Körper negativ auf meine Gedanken, dann kann mein Denken offensichtlich nicht richtig sein. Dann muss ich diese falschen Gedanken verändern, genauso wie ich dies bei der Nahrung tue, die für den Körper schädlich ist.

Worin liegt nun der Gedankenfehler, welchen ich anschließend bei allen anderen Patienten wiedererkennen konnte? Er liegt in einem unbewussten Selbstbetrug, welcher, solange er unentdeckt bleibt, nicht als Lüge angesehen wird. Und da er uns allen gemein ist, ist jeder sein eigener Feind und zerstört sich selbst, wenn seine Nächsten, seine Bezugspersonen, nicht tun, was sie sollen oder wenn sie sterben. Dieser unbewusste Selbstbetrug wäre mir unbekannt geblieben, hätte ich nicht die Krankheit und das Gesetz der Natur als Maßstab genommen.

8. Die Lüge, die uns ständig begleitet

Als ich anfing, mit meinen Patienten zu sprechen, fiel mir auf, dass sie alle die eine innere Überzeugung teilten: *Ich muss geliebt werden.* Offenbar denkt der Mensch, durch ein „geliebt werden" wird sein Bedürfnis gestillt. Alle Geschichten meiner Patienten drehen sich in irgendeiner Form um die Liebe, immer um den gleichen Gedanken: *Ich bin nicht geliebt.*

Im Folgenden möchte ich einige Fälle aus der Praxis schildern, welche die Erwartung, geliebt zu werden, veranschaulichen.

Fall 6: Eine junge Patientin konnte seit drei Tagen nicht schlucken und essen. Ich konnte jedoch keine körperlichen Auffälligkeiten feststellen. Die Frau war seit zwei Jahren verheiratet. Ihre große Not war die übertrieben sparsame Einstellung ihres Ehemannes. Erst wollte er gar keine Hochzeitsreise machen, sie konnte ihn aber gerade noch überreden. Als die junge Frau sich am Abend im Hotel hübsch gemacht hatte und erwartete, dass der Ehemann sie zum Essen einladen würde, sagte er: „Komm, wir gehen in den Supermarkt und kaufen uns etwas zu essen." Nicht wirklich romantisch, oder?

Die Frau ist also mit einem geizigen Mann verheiratet, der spart, wo er nur kann. Noch während der Hochzeitsreise unternahm sie einen Selbstmordversuch im Pool des Hotels. Vor dem Besuch bei mir war wieder etwas vorgefallen, was zeigte, dass ihr Mann sich in den letzten zwei Jahren nicht verändert hatte.

Alle Probleme des Menschen kommen daher, dass er denkt, andere lieben ihn nicht. Warum ärgert sich denn eine Mutter, wenn der Sohn das benutzte Geschirr nicht abräumt? Ärgert die Mutter sich, weil sie nicht abwaschen kann? Das macht sie schon viele Jahre. Sie ärgert sich, weil sie unbewusst denkt, der Sohn würde sie nicht lieben und nicht wertschätzen, weil er das Geschirr sonst nicht für sie stehen lassen würde. In fast allen Büchern über Beziehungen steht: „Sie müssen geliebt werden, es ist ein Geben und ein Nehmen." Diese Lüge, dass jemand anderes für uns bzw. unsere Bedürfnisse da sein soll, begleitet uns das ganze Leben und macht es uns schwer.

Aus diesem Irrtum entsteht eine weitere Lüge: „Andere dürfen mir nichts Falsches tun." Das heißt, andere dürfen *mich* nicht belügen, betrügen, schlagen, bestehlen usw. Dazu hatte ich einen bemerkenswerten Fall in meiner Praxis.

Fall 7: Eine Patientin war schwer verärgert über ihren Mann, denn sie wusste, dass er eine Affäre hatte. Sie hatte es ihm immer wieder vorgeworfen und er hatte es immer bestritten, bis er eines Tages die Affäre doch zugab und sich trennen wollte. Die Patientin ärgerte sich weniger darüber, dass er eine andere nahm, sondern weil er sie so lange belogen hatte. Ich fragte sie: „Wer sind Sie, dass Ihr Mann Ihnen Ehrlichkeit schuldet?"

Oder allgemein: Wer bin ich, dass mir irgendjemand etwas schuldet? Dürfen mich andere belügen und betrügen? Mich schlagen oder mir etwas stehlen? Nun, *sie dürfen es*, gleichwohl sie so sicherlich gegen die Gesetze des Staates verstoßen. In dem Moment, in dem ich das Tun des anderen nicht aushalten kann, wenn ich also dem anderen das Recht nehme, zu tun was er will, nehme ich mich selbst gefangen und es geht mir nicht gut.

Mit zwei einfachen Fragen wird deutlich, wie widersprüchlich/falsch die Liebe anderer Menschen bewertet wird. Wenn ich meine Patienten frage: „Kann jemand für Sie denken?" antworten alle richtigerweise mit „Nein."

Wenn ich aber die Frage nur ein wenig anders stelle: „Müssen Sie von jemandem geliebt werden?" antwortet jeder mit „Ja!". Das ist nicht schlüssig. Wenn ich wirklich von jemand anderem geliebt werden muss, dann muss *ein anderer für mich liebevolle Gedanken denken können*. Also sind die Antworten meiner Patienten auf die faktisch gleiche Frage gegensätzlich. Die Menschen geben sich oft nicht einmal Rechenschaft darüber, wie widersprüchlich ihre Auffassung über die Gedanken anderer Personen ist.

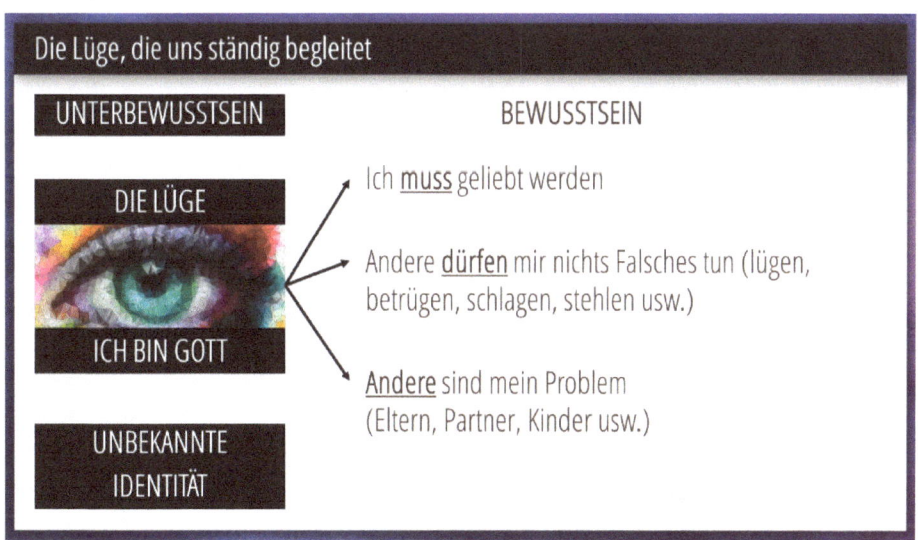

Warum will jeder Mensch geliebt werden? Und warum ist jeder Mensch davon überzeugt, auch noch als Erwachsener beeinträchtigt zu sein, wenn seine Mutter ihn als Kind nicht geliebt hat?

Ein Patient, über 40 Jahre alt, wich zurück, als ich ihm in die Ohren schauen wollte. Ich fragte ihn, warum er solche Angst hätte. Der Mann antwortete: „Weil meine Eltern mich nicht geliebt haben!". Hat man mit 40 tatsächlich deshalb Ängste, weil man von den Eltern nicht geliebt wurde? Wir sehen nicht, dass das, was andere tun oder lassen, für unsere Bedürfnisbefriedigung nicht zählt. Nur das, was wir selbst denken und tun, ist hinsichtlich unserer Bedürfnisse und für unser Leben entscheidend.

Der Gedanke *Ich muss geliebt werden, damit meine geistigen Bedürfnisse befriedigt werden.* ist eine Lüge, ganz einfach, weil es eine Unmöglichkeit ist. Niemand kann für ein anderes Individuum die körperlichen und die geistigen Bedürfnisse stillen. Unser Körper deckt diesen Selbstbetrug durch negative Emotionen und Krankheit auf.

Am Körper können wir am besten sehen, ob ein Gedanke aus der Wahrheit oder der Lüge stammt. Den Körper kann man nicht anlügen, er reagiert zwar mit Toleranzen, aber zur Reaktion an sich gibt es keine Alternative. Unser Körper benötigt u. a. elektrischen Strom, um zu funktionieren. Dieser Strom wird ausgelöst vom Geist des Menschen. Aber der Geist hat auch eigene Bedürfnisse, welche er zunächst stillen muss. Der Geist ist leer in sich selbst, bevor er Informationen aufnimmt. Für die Erfüllung unserer Bedürfnisse sind dabei die drei Fragen zu beantworten: Wer?, Wie? und Woher?

Wer ist zuständig dafür, dass mein Magen gefüllt wird? Nur ich selbst bin zu 100 % verantwortlich, denn niemand anderes kann für mich essen. Essen bedeutet, dem Körper das entsprechende Bedürfnis nach Nahrung mit dem zu erfüllen, was man zuvor aus der Natur genommen hat. Wir essen nach dem Gesetz des Lebens, wir müssen zuerst *nehmen, um zu geben.*

Gehen wir jetzt auf die geistige Ebene. Wer ist zuständig dafür, dass mein Geist genug Liebe bekommt? Wer ist verantwortlich dafür, dass er „gefüllt" wird? So wie bei den körperlichen Bedürfnissen bin ich es selbst zu 100 %. Wie muss ich dabei vorgehen? Der Aufbau des Menschen zeigt uns, dass liebevolle Gedanken gegenüber dem Nächsten notwendig sind, damit der körpergerechte Strom erzeugt wird. Diese Information muss aber zuerst aufgenommen werden, um sie weiterzugeben.

Im Irrtum seines Geistes sieht der Mensch jedoch nicht, dass es auch im Lieben zwei Aktionen gibt. Er denkt Lieben wäre *nur* geben. In der Realität wird jedoch klar: Wenn ich meinem Gegenüber keine liebevollen Gedanken geben kann, weil er meinem Bedürfnis nicht entspricht, *nehme ich von ihm* die Information und gebe nur das zurück, was ich zuvor aufgenommen habe. Ist mein Gegenüber disharmonisch oder ärgerlich, dann werde ich es auch. Ist mein Gegenüber liebevoll, dann antworte ich meistens auch liebevoll und fühle mich dabei wohl. Denn solange ich liebevolle Gedanken denke, entspricht der dadurch ausgelöste Strom meinen körperlichen Bedürfnissen und wird mir nicht schaden.

Auch für einen Gedanken greift das Prinzip von *Nehmen und Geben*. Der liebevolle Gedanke ist Geben. Woher kann ich ihn vorher nehmen? Warum kann ich nicht einfach solche Gedanken denken auch über diejenigen, die mich nicht lieben? Weil sich der Geist tief und fest in seinem Irrtum befindet, dass sein Bedürfnis nur gestillt wird, wenn der andere ihm etwas gibt. Damit sind wir alle auf die Handlungen anderer fixiert.

Dabei sind die Worte nicht immer entscheidend. Auch Worte wie ein: „Ich liebe Dich" können zu Ärger und Stress führen, wenn es jemand sagt, der mich gestern noch geschlagen hat. Wie reagiert und fühlt man sich dann? Es sind doch so schöne Worte gesprochen worden. Wenn die Worte nicht glaubhaft sind, reagiert man mit lieblosen Gedanken. Dadurch entsteht ein Stromimpuls, der eine negative Emotion hervorruft. Dies macht deutlich, dass meine Gefühle *nicht* daraus entstehen, was ein anderer tut oder lässt, sondern sie gehen allein aus der eigenen Reaktion darauf hervor.

Warum nun kann ich auf ein negatives Verhalten des anderen (meistens) nicht positiv reagieren? Warum bin ich nicht in der Lage, sachlich zu bleiben, sondern muss mich aufregen und mich schlecht fühlen? Weil der Irrtum in unserem Herzen uns unbewusst glauben lässt, dass der andere uns etwas schuldet, wenn schon nicht Liebe, dann doch mindestens Freundlichkeit.

Die Idee, geliebt werden zu müssen, ist jedoch in Wahrheit nicht umsetzbar, das Gesetz schließt sie aus. Eine mich selbst betreffende Funktion kann nicht außerhalb meiner Person stattfinden. Niemand kann jemandem etwas geben, wenn dieser es nicht aufnimmt. Wir haben alle eine Wirkung auf andere und umgekehrt wirken andere Menschen auf uns. Ob jemand auf die „Ausstrahlung" des anderen reagiert, liegt jedoch allein an ihm selbst. Egal, was einem angeboten wird – im Guten oder im Schlechten – wenn man es nicht aufnimmt, passiert gar nichts.

Nach dem Gesetz von *Nehmen und Geben* muss ich die Liebe, bevor ich sie weitergeben kann, erst irgendwoher nehmen. Wenn ich die Person nicht lieben kann, die mich nicht liebt, wird eines klar: Diese Person ist eigentlich diejenige, von der ich Liebe nehmen bzw. bekommen möchte. Ich benutze sie also als meine Liebesquelle.

Wenn wir den Aufbau des Menschen nachvollziehen, dann gibt uns das Gesetz einen objektiven und verlässlichen Maßstab hinsichtlich Ursache und Wirkung. Mit dem Grundgesetz aller Funktionen im Universum und mit der Struktur des Menschen lassen sich nahezu alle Dinge im Leben einordnen und erklären, warum sie passieren oder eben nicht. Der Mensch hat den Vorteil, dass er die Fähigkeit der Reflexion besitzt. Das ermöglicht ihm, die Dinge an sich selbst festzustellen und zu hinterfragen.

9. Die Selbsterkenntnis als (schw)erster Schritt zur Wahrheit

Was ist die wichtigste Erkenntnis, die man erlangen sollte? Es ist die Selbsterkenntnis. Ich bin überzeugt, dass die tiefe Unkenntnis über unser Wesen die größte Katastrophe für die Menschheit ist. Wie denke ich? Wie entstehen meine Gefühle und Emotionen? Wieso reagiere ich so? Würden die Menschen sich selbst kennen, könnten sie von anderen nicht betrogen werden. Mit Selbsterkenntnis würden wir wissen, wer wir sind, was wir tun und leisten können und was uns unmöglich ist. Aber der Mensch kennt sich selber, seine eigene Natur, leider nicht. Es lehrt uns auch keine Schule oder Universität die Wahrheit über uns selbst.

Als ich anfing, mit Patienten über ihre Lebensgeschichten zu sprechen, fiel mir auf, dass sich die Menschen selbst fehleinschätzten. Anhand ihrer Erzählungen war schnell zu sehen, dass sie ein grundlegend falsches Bild von sich hatten. Ich musste mich dabei fragen: Sehe ich mich selbst auch dermaßen verkehrt? Wir haben eine große Not damit, dass wir uns selbst nicht kennen. Selbsterkenntnis mag mit Mühe verbunden sein, aber es ist unerlässlich, dass wir die Abläufe in uns selbst verstehen, um Krankheit erklären zu können.

Um zur Selbsterkenntnis zu gelangen, können wir Spiegel benutzen. Für den Körper ist es der Spiegel aus Glas, den wir alle kennen. Reflektiert ein Spiegel die Wirklichkeit? Ein guter Spiegel zeigt ein exaktes Spiegelbild. Was aber ist der Spiegel für den Geist? Wie merke ich, wer ich als Person bin?

Um nicht getäuscht zu werden ist es wichtig, dass ich mich selbst anhand eines objektiven Maßstabes erkenne. Was steht uns dafür zur Verfügung?

Die Mittel zur Selbsterkenntnis:

A. Der Körper: Wir haben bereits den Aufbau des menschlichen Gehirns und speziell der Hirnrinde betrachtet. Mit Hilfe der Nerven, die auch die kleinsten Teile des gesamten Körpers verbinden, werden alle Körperfunktionen über die Hirnrinde gesteuert. Das ist nur möglich, weil wir einen Geist haben. Geist und Körper agieren zusammen wie ein Spieler und sein Klavier. Durch die Gedanken und Entscheidungen steuert und sendet der Geist elektrische Ströme in den Körper. Da es für ein Organ beim Nehmen keine Wahl gibt, nimmt das Gehirn in seiner Funktion als Kanal diese Ströme auf und reagiert entsprechend, d. h. es gibt den Impuls in den Körper genau dorthin weiter, wie es vom Geist vorgegeben ist.

Die erste körperliche Reaktion erfolgt im Limbischen System. Über Emotionen melden Hormone (Chemie) in einem ersten Kreislauf zurück, ob der Gedanke, der den

Stromimpuls hervorgerufen hat, körpergerecht war oder nicht. Emotionen sind immer die Folge von Gedanken, also deren Wirkung. Gedanken und Emotionen stehen somit zeitlich nicht parallel nebeneinander. So wird ein Angstgedanke unbewusst gedacht und anschließend über Stromimpulse mit nachfolgender Hormonausschüttung als für den Körper belastende Emotion realisiert. Damit ist der Mensch selbst verantwortlich für das, was er als Emotion wahrnimmt. Die Emotionen sind letztlich der Spiegel unseres unbewussten Denkens.

Im Falle der Patientin mit den starken Kopfschmerzen (Fall 5) traten die Emotionen auf, nachdem sie ihre liebevollen Gedanken hinsichtlich ihres Freundes verändert hatte. Der Auslöser war die negative Information über die Untreue ihres Freundes, die nicht dem Bedürfnis ihres Geistes entsprach. Die Frau hat deshalb angefangen, Gedanken der Enttäuschung, der Verletzung und auch einer möglichen Rache zu denken. Ihre Gedanken waren nach Erhalt der Information nicht mehr frei, sondern gefangen. Seit dem Moment, ab dem sie zwanghaft denkt und damit gefangen ist, trifft sie Entscheidungen, die als nicht-körpergerechter Impuls zunächst im Limbischen System als erste Reaktion eine negative Emotion bewirken. Als weitere Reaktion setzen nach kurzer Zeit in diesem Fall die Kopfschmerzen ein.

Weil der Körper vom Geist gesteuert wird, ist er ein verlässlicher Spiegel für den Geist. Er ist objektiv und kann nicht lügen, weil er immer nur das weitergibt, was ihm vorgegeben bzw. angetan wird. Der Körper – als Spiegel – kann dem Geist die Wahrheit über ihn selbst offenbaren. Und da der Geist grundsätzlich nur von zwei Arten von Informationen – Wahrheit oder Lüge – geprägt sein kann, beweist der Körper dem Geist, ob dieser wahrheitsgemäß oder einer Lüge (oder „Halbwahrheit") folgend denkt. Dieser Ablauf ist ein wichtiger objektiver Maßstab, welcher dem Geist hilft, seinen unbewussten Selbstbetrug zu erkennen und dann mit der Wahrheit zu ersetzen.

B. Der gefangene Geist: Solange der Mensch Informationen bekommt, die seinen geistigen Bedürfnissen entsprechen, bleibt er frei. Er muss nicht negativ reagieren. Da seinen Erwartungen nachgekommen wird, gibt es kein Problem. Aber in dem Moment, in dem der andere nicht mehr das tut, was man von ihm erwartet – oder was aus der eigenen Sicht richtig wäre – beginnt das Problem.

Als ich klein war, hatte mein Großvater einen Hund. Wenn man ihn geärgert hat, biss er sich in den eigenen Schwanz und lief im Kreis. Es ist sicher kein kluges Handeln, wenn man sich selbst zerstört, nur weil andere einen Fehler machen. Genau das ist aber der generelle Prozess bei all den Patienten, die ich untersucht habe. Selbst wenn ich alle Menschen auf dem Globus kennen würde, fände ich wohl keine Ausnahme.

Nun meinen manche Patienten, man hätte eine Wahl, anders zu denken. Sie könnten vermeiden, sich zu ärgern. Können sie das wirklich?

Fall 8: Eine Patientin merkte nach 35 Ehejahren, dass ihr Mann sie schon seit Beginn ihrer Ehe mit mehreren Frauen an unterschiedlichen Orten betrogen hatte. Etwa drei Jahre, nachdem die Frau dies erfahren hatte, kam sie mit mehreren Beschwerden zu mir in die Praxis. Eine davon war ihre Schlafstörung. Sie erzählte: „Nachts kann ich nicht mehr schlafen. Ich fahre dann mit dem Auto durch die Gegend und schaue mir die Sterne an, während ich überlege, wie ich aus dieser Situation herauskommen kann."

Ist diese Frau im Geist frei oder ist sie gefangen? Was bzw. wer nimmt sie wirklich gefangen? Die Frau war 35 Jahre lang mit ihrem Mann glücklich und zufrieden. Erst als sie vom Betrug erfuhr, begann der Zerstörungsprozess in ihr. Wer kann ihr helfen, solange sie nicht realisiert, dass sie sich selbst zerstört? Niemand kann das. Sie denkt, dass die Tat ihres Mannes sie zerstört. Doch die Tat ihres Mannes schadete ihr nicht, solange sie nichts davon wusste. Damit wird klar, dass nur die Art und Weise, wie wir etwas wahrnehmen und bewerten, uns schaden kann.

Als ich begriff, dass alle meine Patienten Selbstzerstörer sind, habe ich mich gefragt: Warum tun sie sich das an? Natürlich entdeckte ich das gleiche Problem auch bei mir. Es betrifft alle Menschen, da alle in ihrer Funktion identisch sind. Worin besteht nun der Irrtum? Wo täuschen sich alle Menschen?

Eine Täuschung besteht darin, dass die aufgenommene Information als Wahrheit angesehen wird. Solange die Information nicht als Lüge erkannt wird, bleibt sie für den Getäuschten weiterhin Wahrheit. Die Not kommt also nur zustande, weil die Lüge als Wahrheit angenommen wird.

C. Das Grundgesetz der Natur von Ursache und Wirkung: Schauen wir uns unsere Beziehungsmuster an. Wir haben Beziehungen zu Mutter, Vater, Ehepartner, Kindern, Haustieren usw. Wozu führen wir diese Beziehungen? Weil wir diese Personen lieben und ihnen etwas geben möchten? Oder weil wir etwas von ihnen bekommen wollen, nämlich „geliebt zu werden"? Warum ist etwa die Frau mit den Kopfschmerzen zu ihrem Freund gezogen? Warum heiratet jemand? Will er geben oder etwas bekommen? Die übliche Antwort ist: „Beides!" Stimmt das? Anhand des Gesetzes haben wir gesehen, dass Geben und Nehmen zur gleichen Zeit an ein und derselben Stelle nicht funktioniert. Es ist nicht möglich. Man kann auch nicht gleichzeitig vorwärts und rückwärts gehen.

Der Irrtum im Menschen zwingt ihm einen Gedanken auf: *Ich bin abhängig von der Liebe und von dem Tun und dem Sein (der Existenz) anderer Personen.* Ist das wirklich so? Der Irrtum zieht zwei Arten von Problemen nach sich. Entweder tun die Leute nicht das, was wir als richtig einschätzen und von ihnen erwarten – oder sie tun es, sterben aber und gehen uns damit verloren.

Mit dem meist unbewussten Gedanken der Abhängigkeit werden alle Personen, mit denen ich eine Beziehung eingehe, zu meinen Schuldnern. Wir beginnen die Beziehung mit Geben (jedenfalls glauben wir das) und nicht mit Nehmen. Dies widerspricht aber dem Gesetz. In der Natur funktioniert alles nach dem Prinzip: *Nehmen, um zu Geben.* Der Mensch denkt aber, er gibt zuerst, um danach zu nehmen oder zu bekommen. Der Geist des Menschen täuscht sich grundlegend, weil er denkt, er gäbe zuerst von sich aus. Deshalb würden ihm die anderen etwas schulden und hätten ihm etwas zurückzugeben.

Fest verhaftet in seinem Irrtum gibt jeder Mensch „zuerst" und erwartet dafür etwas für sich zurück – sogar, wenn er meint, er würde es nicht erwarten. Kommt vom anderen nichts zurück, wird über die negativen Gedanken, die man darüber denkt, offenkundig, dass irgendetwas nicht stimmt.

Zusammenfassend haben wir drei Dinge, die uns helfen, uns selbst zu erkennen:

A. Der Körper über Emotionen, Dysfunktionen, Angst und alle Art von Krankheiten.

B. Ein gefangener Geist mit auswegloser Perspektive. Gedanken, welche sich ständig wiederholen und einem keine Ruhe geben.

C. Das Grundgesetz von Ursache und Wirkung, welches zwingend festlegt, dass das *Nehmen* vor dem *Geben* kommt. Niemand kann für einen anderen trinken, essen oder denken. Nur das Individuum selbst kann seine eigenen Bedürfnisse stillen, indem es alles körperlich und geistig Benötigte von außerhalb nimmt und weitergibt, d. h. umsetzt.

10. Das Unterbewusstsein – unsere Waage für Gewinn und Verlust

Als ich die Geschichten meiner Patienten aufnahm, habe ich sie am Anfang anhand ihrer Krankheiten in Gruppen aufgeteilt. Ich wollte die Patienten mit denselben Beschwerden wie Tinnitus, Schwindel etc. vergleichen, weil ich annahm, dass übereinstimmende Symptome von vergleichbaren Ursachen ausgehen. Ich wollte einen gemeinsamen Nenner in jeder Gruppe finden. Was haben Patienten mit Tinnitus gemeinsam? Was die Patienten mit Schwindelanfällen? Gibt es Übereinstimmungen und wenn ja, welche? Die Patienten, die multiple Krankheiten und Symptome hatten, interessierten mich am meisten. Was war in deren Leben vorgekommen, dass sie so viele Leiden angesammelt hatten?

Jahrelang habe ich nach Gemeinsamkeiten in den Lebensgeschichten der Patienten mit ähnlichen Symptomen gesucht. Im Jahr 2007 bin dann auf etwas gestoßen, was mein Wissen über den Menschen entscheidend erweitert hat: Egal, welche Geschichte mir ein Mensch erzählte, sobald sie negativ war (was ja alle Krankheitsgeschichten sind), so drehte sich alles um den Gedanken des persönlichen Verlustes. Ich fragte mich: Ist es möglich, dass ein einziger Gedanke der Ausgangspunkt für alle Probleme und damit auch für alle Krankheiten des Menschen ist?

Es dauerte eine längere Zeit, bis ich völlig davon überzeugt wurde, was unsere Krankheiten auslöst. Irgendwann stand dann aber für mich fest, dass es allein der persönliche Verlust ist, der uns das Leben schwer macht. Es ist egal, welche Geschichte mir jemand erzählt, ist sie negativ, so hat sie den persönlichen Verlustgedanken als Wurzel. Ein anderes Prinzip konnte ich bis heute nicht finden. In meiner Suche bin ich auf das Unterbewusstsein gestoßen, dessen Betrachtung mir die Antworten über die Ursache der Krankheiten und der Probleme des Menschen gegeben hat.

Damit wir den Verlustgedanken besser einordnen, ist es wichtig, das Unterbewusstsein, die Funktionszentrale des Geistes, zu verstehen. Um zu zeigen, wie Menschen über einen zentralen Gedanken funktionieren, habe ich ein Schema zusammengestellt. Oben steht die Ebene des Bewusstseins, darunter das Unterbewusstsein, das ich gerne auch als „Herz" bezeichne. Im Bewusstsein gibt es den Willen. Wir nehmen bestimmte Signale und Informationen wahr. In der Abbildung sind die körperlichen Bedürfnisse grün bezeichnet. H steht für Hunger, D für Durst, S für Schwitzen und F für Frieren. Diese körperlichen Bedürfnisse müssen dem Menschen zunächst bewusst werden. Dann unternimmt er etwas, um sie zu stillen. Der Wille ist vergleichbar mit einem Bildschirm, auf dem „Handlungsbedarf!" aufleuchtet. Man weiß: Aha, da gibt es eine Aufforderung zum Handeln.

Die geistigen Bedürfnisse, rot dargestellt, werden ebenfalls wahrgenommen. Sie sind bei jedem Menschen vorhanden, aber ihre Rangordnung ist individuell. Jeder Mensch hat ein Hauptbedürfnis auf geistiger Ebene. In der Abbildung habe ich H für Harmonie in die Mitte gesetzt, weil ich selbst harmoniebedürftig bin. G steht für Gerechtigkeit, F für Freiheit, T für Treue, W für Weisheit und S für Sicherheit. Um diese geistigen Bedürfnisse zu stillen, muss man sich ihrer bewusst werden, ähnlich wie bei den körperlichen Bedürfnissen. Alle Entscheidungen, die man trifft, um ein Bedürfnis zu erfüllen, werden im Unterbewusstsein vollzogen. *Obwohl* ich mir also der Bedürfnisse bewusst bin, fällt die Entscheidung dennoch unbewusst.

Im Unterbewusstsein haben wir die Bindungsstelle zwischen Geist und Körper. Da der Geist immer aktiv ist, um den Körper zu versorgen und zu steuern, löst er bei jeder Entscheidung einen elektrischen Stromimpuls an der Hirnrinde aus. Er trifft mehrere hundert Entscheidungen innerhalb einer Sekunde. Deshalb können die meisten Entscheidungen auch nur unbewusst ablaufen. In der Abbildung steht vereinfachend das „Ich" für den Geist.

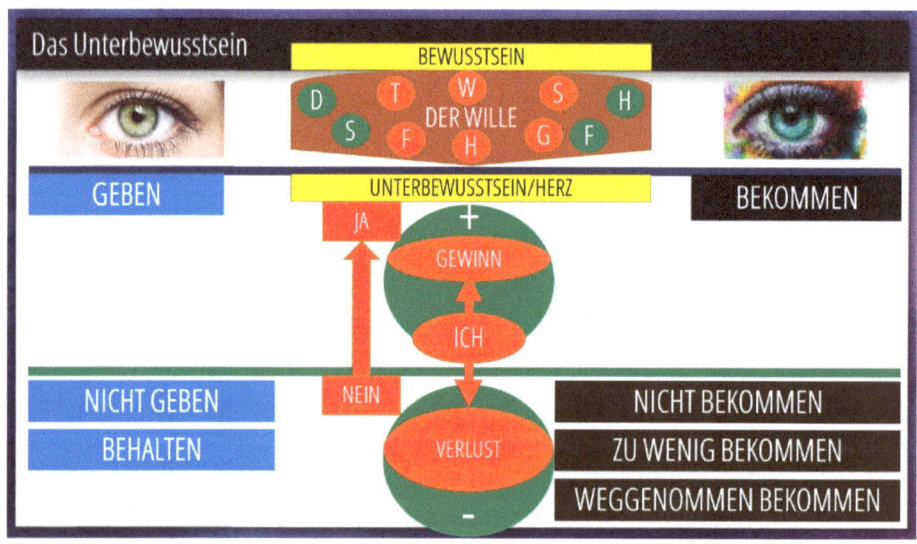

Alle Informationen, die am Eingang auf den Geist zukommen, muss er bewerten und kann sie dabei nur in zwei Bereiche einsortieren. Diese sind mit „Gewinn" und „Verlust" bezeichnet. Dabei ist Gewinn das, was die Bedürfnisse des Geistes und des Körpers deckt. Ein Verlust ist das Gegenteil davon, also ein Anti-Bedürfnis. Es gibt noch die

Nulllinie, d. h. eine Information, welche weder positiv noch negativ auf ein Bedürfnis des Geistes trifft und deshalb keine Reaktion auslöst. Die Nulllinie ist wichtig, weil sie die Höhe, das Ausmaß des Gewinns oder des Verlustes bestimmt. Nach dieser einfachen Einordnung treffen wir alle unsere Entscheidungen, welche nur ein Ja und ein Nein beinhalten. Unsere Entscheidungen sind vorgegeben mit einem „Ja" zum Gewinn und einem „Nein" zum Verlust. Ein Ja zu einem Verlust gibt es nicht. Prüfen Sie sich selbst, z. B. daran, warum Sie für einen guten Zweck spenden oder es nicht tun. Alle Entscheidungen des Menschen lassen sich auf ein einfaches Ja oder Nein zurückführen.

Was muss jemand unbewusst denken, wenn er Hunger hat? Er muss Essen als einen Gewinn ansehen. Läuft dieser Prozess bewusst ab? Nein, das tut er sicherlich nicht. Hat jemand eine Auswahl an Speisen vor sich, etwa mehrere Früchte, dann wird auch für jede von diesen Früchten unbewusst Gewinn und Verlust berechnet. Erst dann wird die Frucht ausgewählt und gegessen.

Es gibt keine weitere Entscheidungsebene im Menschen außerhalb von Ja und Nein. Jede Werbung verspricht entweder Gewinn oder Vermeidung von Verlust. Niemand wird auf eine Werbung eingehen, in der gesagt wird: „Kaufen Sie hier, ich habe zweitklassige Ware und zu teuer ist sie auch." An dieser Stelle gibt es keine Wahl. Alles, was der Mensch als Verlust bewertet, muss er vermeiden und Nein dazu sagen. Dieser Ablauf kann nicht ausgesetzt oder überbrückt werden.

In seinem Entscheidungsprozess muss der Geist also einen Verlust unbedingt vermeiden. Wenn und solange er dies kann, entsteht keine Angst. Der Mensch kann bei einer roten Ampel auf die Bremse drücken und hat keinerlei negative Emotionen. Versucht er jedoch, die Umstände, andere Personen, Zeit, Geld usw. zu kontrollieren, dann entsteht Angst, spätestens dann, wenn es nicht funktioniert. Somit können wir auch verstehen, was Angst ist. Angst kommt immer dann auf, wenn ich denke, dass ich etwas vermeiden muss, was sich jedoch nicht unter meiner Kontrolle befindet. Es gibt dabei nur eine Verlustangst, nie eine Gewinnangst.

Die Krankheit und alle Probleme des Menschen entstehen, weil er glaubt, dass er sein „Nein" verliert. Der Mensch ist strukturell festgelegt, immer Nein zu einem Verlust und immer Ja zum Gewinn zu sagen. Dies ist ein Teil seiner Funktionen. Jeder Verlust bzw. bereits die Erwartung eines Verlustes oder der Glaube daran, wird nicht akzeptiert. Persönlicher Verlust kann nicht hingenommen werden und macht den Menschen, der an ihn glaubt und damit erlebt, mit der Zeit kaputt und krank. Dies ist auch davon abhängig, wie hoch der Verlust von jedem einzelnen eingeschätzt wird. Hoher persönlicher Verlust führt zu schweren Emotionen und mit der Zeit zu schweren Krankheiten. Niedrigerer persönlicher Verlust bewirkt weniger starke Emotionen und

Krankheiten. Die Höhe des persönlichen Verlustes ist bei jedem Individuum anders. Ein und dieselbe Verlustgeschichte kann sehr unterschiedlich schwer aufgenommen und erlebt werden. Die Intensität ist subjektiv und individuell, aber der Mechanismus, mit dem die Entscheidungen getroffen werden, ist identisch bei jedem Menschen.

Wir berechnen aufgenommene Eindrücke und Informationen hinsichtlich Gewinn und Verlust in wenigen Tausendstel-Sekunden. Dies wurde z. B. bei Spielern, die Entscheidungen zu treffen hatten, anhand von Gehirnströmen gemessen.[10] Sämtliche Informationen und Wahrnehmungen werden in die Kategorien Gewinn und Verlust eingeordnet. Allein der Umstand, dass der Mensch glaubt, er könne einen persönlichen Verlust nicht vermeiden, führt zu allen Problemen des Menschen.

Als ich bemerkte, dass alle Probleme des Menschen aus dem *Glauben* entstehen, dass ihm andere einen persönlichen Verlust bereiten können, habe ich nach der Ursache dieser Idee gesucht. Ich fand sie in der Sichtweise des Geistes, welche ich mit den zwei Augen symbolisch darstelle. Bevor nämlich etwas als Gewinn oder Verlust eingeordnet wird, gibt es noch eine Art Filter: die Sichtweise. Dafür stehen die beiden Augen in den oberen Ecken der Abbildung. Der Geist hat ein (geistiges) Auge, durch welches er alles betrachtet und beurteilt. Es gibt dabei nur zwei gegensätzliche Möglichkeiten, wie die Dinge angesehen werden und dementsprechend die Bewertung erfolgt.

Mit dem Auge rechts in der Abbildung sieht der Geist seinen Gewinn im Bekommen seines Bedürfnisses. Wenn nun *Bekommen* als Gewinn gilt, dann muss Verlust das Gegenteil von Bekommen sein, also ein *Nicht Bekommen*, ein *Zu wenig Bekommen* oder auch ein *Weggenommen Bekommen*. Mit dem Auge links in der Abbildung sieht der Geist umgekehrt im *Geben* den Gewinn. Dann ist das Gegenteil davon, also ein *Nicht geben* oder ein *Behalten,* folglich ein Verlust.

An dieser Stelle wollen wir uns an das Grundgesetz des Universums erinnern. Dort hatten wir das übergeordnete Prinzip *Nehmen, um zu Geben* untersucht, welches sich auf alle Elemente bezieht, weil alles nach der Arbeitsweise eines Kanals funktioniert. *Behalten* entspricht nicht diesem allgemein gültigen Prinzip (die Lunge behält nichts vom Sauerstoff usw.). Das Gesetz erlaubt es nicht, Dinge, die aufgenommen werden, auf Dauer zu behalten.

---

[10] Fehr, T., Herrmann, M., Meyer, G., Miedl, S., (2010). Neurobiological correlates of problem gambling in a quasi-realistic blackjack scenario as revealed by MRI. Psychiatry Research: Neuroimaging. 181, 165-173

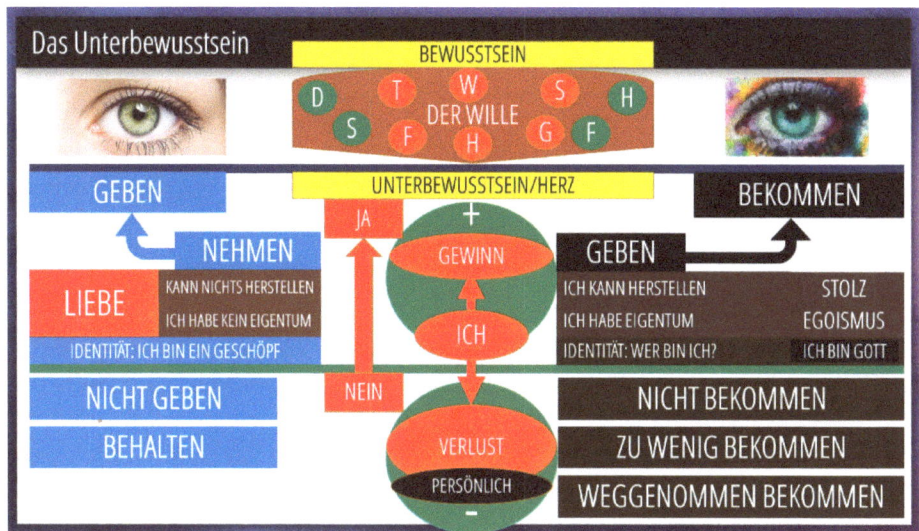

Mit welchem Auge sieht man die Dinge so, wie sie sind, und mit welchem täuscht man sich? Welches Auge setzt das „Nein" an die Stelle, an der es dem Menschen nicht weggenommen werden kann? Das Auge auf der linken Seite verschafft dem Menschen die Fähigkeit, sein Nein immer in *eigener* Entscheidung umzusetzen, unter allen Umständen. Gewinn und Verlust liegen dort allein in den Handlungen, die ich selbst tue oder unterlasse. Nehmen, Geben und Behalten sind immer meine eigenen Taten.

Aber durch das chamäleonartig dargestellte Auge rechts entsteht eine betrügerische Sicht. Dieses Auge suggeriert einem, dass der Gewinn abhängt von *Bekommen* und der Verlust aus *Nicht Bekommen* entsteht. Damit sieht man mit dem Auge rechts immer auf das, was andere vermeintlich richtig oder falsch tun – und auf jenes, was sie nicht tun. Der Blick ist nicht auf die eigene Aktion, sondern auf das Handeln *anderer* Personen gerichtet. Mit dieser Sichtweise macht man sich selbst hinsichtlich der Befriedigung der eigenen geistigen Bedürfnisse komplett von anderen Menschen abhängig.

Es ist faszinierend und erschreckend zugleich zu sehen, dass sich jeder Mensch ständig mit dem anderen beschäftigt, damit dieser ihm sein geistiges Bedürfnis stillt. Von wem sprechen die Ehepartner fast ausschließlich, wenn sie zur Beratung kommen? Der Fokus ist komplett auf den anderen gerichtet. Sie sprechen immer vom falschen Verhalten des Partners.

Eine Situation, in der jemand einen anderen Menschen kontrollieren will, entstammt aus der Absicht, sicher zu gehen, dass der andere ihm keinen Verlust bereitet. Aus dieser Verlustangst entstehen alle Kontroll- und Überwachungsmechanismen.

Es gibt nur diese zwei unvereinbaren Wege, die Dinge zu sehen. Entweder ist es so, dass der Mensch seine Entscheidungen hinsichtlich Ja und Nein selbst in der Hand hält. Da niemand anderes für ihn denken kann, ist es offensichtlich, dass ihm dann „Ja" und „Nein" selbst gehören.

Oder es gibt ein gegenläufiges Denken, in dem andere ihm einen Verlust bereiten können, dem er nicht ausweichen kann. Solange sich der Mensch im Gewinn befindet und bekommt, was seinen Bedürfnissen entspricht, fühlt er sich dabei noch wohl und hat kein Problem. Wenn aber nach 35 Jahren der Betrug des Ehepartners ans Licht kommt und das bisher vermeintliche *Bekommen* sich plötzlich als ein *Nicht Bekommen/ Weggenommen Bekommen* herausstellt, entsteht daraus eine Belastung für das ganze restliche Leben. Denn ab jetzt herrscht das Denken: Der andere hat mir einen Verlust bereitet.

In dieser Systematik gibt es ein Zünglein an der Waage. Entscheidend ist, ob der Mensch denkt, dass es ein *persönlicher Verlust* ist. Wenn ein negatives Ereignis außerhalb von uns geschieht, also etwa ein Kind stirbt oder ein Missbrauch stattfindet, dann ist das sicherlich ein Verlust, eine Ungerechtigkeit, eine schlimme Sache. Ausschlaggebend dafür, ob dies den Betroffenen dauerhaft im Denken einnimmt oder nicht, ist der Umstand, ob es als ein persönlicher oder als ein unpersönlicher Verlust bewertet wird. Ärgert sich im Fall 5 die junge Frau mit den Kopfschmerzen über ihren untreuen Freund, dann nimmt sie sein Handeln zweifelsfrei persönlich. Sie denkt: „Er hat es *mir* angetan." Würde sie aber denken, dass der Freund ihr es nicht persönlich angetan hat, dann wäre ihr Problem gelöst.

Ja, sicherlich hat der Freund etwas Falsches getan. Aber hat er ihr wirklich persönlich etwas angetan? Besaß die Frau tatsächlich einen verbindlichen eigenen Anspruch auf seine Treue? Woher entsteht dieser so oft vorhandene Anspruch an die anderen?

Auf der Suche nach einer Antwort stieß ich auf die tiefste Stelle im menschlichen Geist – seine Identität. Was denkt der Mensch darüber, wer er ist?

11. Schöpfer oder Geschöpf – die wahre Identität des Menschen

Alle Ansprüche meiner Patienten an ihre Eltern, Partner, Kinder, Geschwister, Freunde etc. weisen auf eine Überhebung des Individuums (der eigenen Person) über andere Menschen hin. Das heißt, alle Ansprüche entstehen aus der Annahme, der andere schuldet es mir, mein Bedürfnis zu erfüllen. Damit ist er automatisch mein Untertan, der zu meiner Bedürfnisbefriedigung zur Verfügung stehen muss. Anhand zweier verbreiteter Motivationen des Menschen – Egoismus und Stolz – habe ich gesehen, woher dieser Anspruch eines Höherseins entspringt.

Hinter dem Egoismus steht die Überzeugung: „Ich habe Eigentum". Das bedeutet, mir gehört etwas persönlich. Der Stolz entsteht aus der Haltung: „Ich kann herstellen". Das heißt, ich kann etwas aus mir heraus erzeugen und weitergeben. Mit dieser Einstellung gibt der Mensch immer zuerst und will dafür wieder etwas zurückbekommen. Auch wenn er im Bewusstsein denkt, er tut es, ohne etwas dafür bekommen zu wollen, zeigt sich dies letztlich als Selbstbetrug. Denn irgendwo ärgert man sich doch, wenn man nicht einmal ein „Dankeschön" gesagt bekommt.

Da sich alles um den persönlichen Verlust dreht und dieser Gedanke den Körper des Menschen zerstört, habe ich mich gefragt, ob der Mensch wirklich persönliches Eigentum besitzen kann. Ich habe mit vielen Menschen über ihre schlimmsten Erlebnisse gesprochen. Manche hatten ein Kind verloren oder ihr Kind wurde missbraucht. Obwohl viele Jahre seit dem Ereignis vergangen sind, sind die Eltern immer noch belastet und verletzt – und die körperlichen Krankheiten haben an Intensität zugenommen.

Weiter vorne haben wir den Körper als Hilfe zur Selbsterkenntnis, als einen Spiegel beschrieben. Alles was ihn zerstört, also krank macht, kann nicht richtig sein. Das gilt auch auf geistiger Ebene, selbst wenn der Geist seine eigene Denkweise als richtig befindet. Somit muss der persönliche Verlust als falsches Prinzip angesehen werden, eben weil er den Körper zerstört und den Geist gefangen hält. Woraus entsteht trotzdem dieser schwerwiegende, alles zerstörende Gedankenfehler?

Der Geist muss jedes Ereignis bewerten. Wenn er nun ein Kind als sein Eigentum begreift und dieses stirbt, eventuell noch durch ein unnatürliches Ereignis, dann macht der Geist mit seinen Gedanken über den unabänderlichen und großen persönlichen Verlust den Körper kaputt, denn er hat keine Möglichkeit, einen persönlichen Verlust hinzunehmen. Er kann nicht verlieren. Der Mensch hat einfach nicht die Fähigkeit, ein Ja zum persönlichen Verlust zu sagen.

Deshalb stellt sich die Frage: Ist der Anspruch, etwas Eigenes zu besitzen, gerechtfertigt? Warum kann der Mensch, auch wenn er es anders sieht, kein Eigentum haben? Die Antwort ist einfach: Weil er nichts erschaffen kann. Nur wenn er etwas erschaffen könnte, wäre es wirklich sein Eigentum. Aber da alles – inklusive des Menschen – als Kanal funktioniert, kann er nichts erschaffen. Er kann Dinge umsetzen, er hat die Fähigkeit, Dinge zusammenzubauen, auseinanderzunehmen, mit seiner Vorstellungsfähigkeit etwas Schönes zusammenzufügen, zu malen etc. Das ist aber nicht dasselbe, wie etwas Neues zu erschaffen. Jedes Ergebnis der menschlichen Anstrengung entsteht aus dem, was schon vorhanden ist und das Bestehende wird nur umgesetzt. Auch das Kind kommt *durch* die Eltern, aber nicht *von* den Eltern. Der Mensch denkt aber in seinem Irrtum, er könne Dinge und sogar Leben erschaffen und das Kind käme von ihm.

Somit beweist die Krankheit des Körpers zusammen mit dem gefangenen Geist, dass der Mensch sich täuscht, wenn er denkt, etwas gehöre ihm. Das Grundgesetz der Natur beweist ebenfalls, dass nichts sich selbst gehört. Der Anspruch des Menschen, er gehöre sich selbst, sein Körper und Leben würden ihm persönlich gehören, kommt aus einem Selbstbetrug, den wir aufdecken müssen.

Die zweite Idee aus der falschen Motivation des Geistes besagt, er könne etwas von sich aus herstellen. Über welches seiner Bedürfnisse denkt der Mensch, er könne es tatsächlich selbst herstellen? Betrachten wir dazu nochmals die Grundbedürfnisse des Menschen. Beim Sauerstoff zeigt sich die Abhängigkeit von der Umwelt deutlich. Nach dem Prinzip *Nehmen, um zu Geben* muss sich der Mensch den benötigten Sauerstoff aus der Luft holen. Für Wasser gilt genau das Gleiche. Ohne Wasserquelle stirbt der Mensch sehr bald. Die Nahrung kann der Mensch ebenfalls nicht herstellen, sondern nur zubereiten, wenn er sie zuvor aus der Natur genommen hat.

Ohne Zweifel hat jeder Mensch das Grundbedürfnis nach Liebe. Alles im Leben des Menschen dreht sich um die Liebe. Woher kommt nun die benötigte Liebe? Dabei muss klar sein: Wenn die Liebe ein Bedürfnis des Geistes ist, kann es sich nur um eine Information handeln. Alle geistigen Bedürfnisse wie Liebe, Gerechtigkeit, Freiheit, Sicherheit sind eine geistige Information. Sie sind keine Energie im Sinne einer elektromagnetischen Welle, denn sie sind pure geistige Informationen, welche in Worten oder Bildern transportiert und ausgedrückt werden. Diese Informationen an sich sind also keine physikalisch wahrnehmbare Größe. Wenn die Informationen vom Geist aufgenommen und verarbeitet wurden, werden sie durch die Entscheidungen und Gedanken des Geistes an der Hirnrinde in gezielte Stromflüsse (Energie) übersetzt. Erst diese Stromimpulse sind dann physisch, also im und am Körper messbar.

Kann der Mensch die Liebe, also die geistige Information, die er dringend benötigt, für sich selbst herstellen? Ist er Erzeuger der Information oder deren Nutzer? Auf der physischen Ebene haben wir keinen Zweifel, dass nur Mittel umgesetzt, aber keine Mittel neu geschaffen werden. Auf geistiger Ebene müssen wir uns dies ebenfalls klar machen: Wir setzen Information im Geist um, so wie der Körper Chemie umsetzt. So können wir beobachten, dass die Medien sich nur deshalb so stark entwickeln konnten, weil der Geist unersättlich nach Informationen schreit. Ein Kind sitzt schon sehr früh fasziniert vor einem Bildschirm und saugt die Information auf. Wenn Eltern heute ihre Kinder ruhigstellen möchten, so geht dies mit einem Handy oder Bildschirm – leider – sehr gut. Die Kinder können dabei sogar für eine erstaunlich lange Zeit ohne Essen sein.

Durch den im Geist wohnenden Irrtum denkt der Mensch, dass er tatsächlich Information – also auch Liebe – erzeugen kann. Fast alle meine Patienten bejahen die Frage, ob sie die Liebe als solche selbst herstellen können. Wenn das der Fall wäre, dann wäre Liebe kein Grundbedürfnis. Dann hätte jeder in sich selbst seine eigene Quelle, wo er genug Liebe herstellen kann und von ihr lebt. In Wirklichkeit hat der Mensch keine Liebesquelle in sich. Die Tatsache, dass jeder Mensch die Liebe sucht und vor allem von jemand anderem geliebt werden will, zeigt dies deutlich. Die Liebe muss nach dem Gesetz zunächst aufgenommen, dann verarbeitet und weitergegeben werden. In einem Kanal gibt es nur den Umsatz, aber keine Herstellung von Grundelementen. Ein Kanal gibt immer nur etwas weiter, was er vorher aufgenommen und verarbeitet hat. Der Mensch kann nichts Neues erschaffen. Wir müssen verstehen, selbst wenn wir Häuser und Flugzeuge bauen, dann erschaffen wir nichts Neues, sondern fügen Dinge aus den vorhandenen Materialien zusammen. Unser Geist ist mit vielen außergewöhnlichen Fähigkeiten ausgestattet, jedoch ist es uns nicht möglich, auch nur ein einziges Grundelement neu aus dem Nichts zu erschaffen.

Die (falsche) Überzeugung des Menschen, dass er etwas besitzen oder sogar herstellen kann, muss aus einer Idee entstammen. Und dieser Ausgangspunkt ist seine Identität. *Wer bin ich?* ist die Perspektive, womit der Geist alle Informationen bearbeitet.

Es gibt nur zwei Identitäten, die für uns in Frage kommen. Entweder ist der Mensch ein Geschöpf, also ein Kanal. Dann muss er immer erst nehmen, bevor er gibt. Oder er ist ein Schöpfer, also eine Quelle, die immer nur gibt. Damit hätte er dann vergleichbare Fähigkeiten wie ein Gott. Beides lässt sich nicht miteinander vermischen, man kann nur Kanal *oder* Quelle sein. Was glaubt nun der Geist des Menschen, wer er sei? Entweder glaubt er: „Ich bin Geschöpf" oder er glaubt: „Ich bin Schöpfer", d. h. ein Gott.

Ein Schöpfer ist ein in sich selbst existierendes System. Er hat keine Bedürfnisse, denn Er ist Ursprung. Er ist die Ursache von allem und damit Ursprung, weil ein Ursprung keine Ursache hat, denn sonst wäre er gleichzeitig auch Wirkung. Dieser Ursprung ist in sich geschlossen und benötigt kein Aufnehmen – ein Schöpfer hat keine Bedürfnisse. Er speist und versorgt von sich aus alles in seiner Schöpfung.

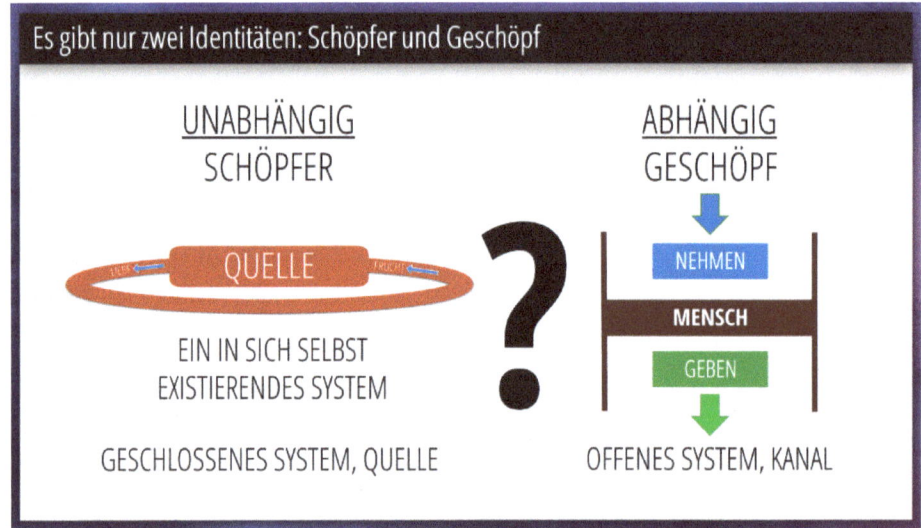

Im Gegensatz dazu ist ein Geschöpf per Definition immer als ein Kanal strukturiert. Es muss immer erst nehmen, um zu geben. Damit muss jedes Geschöpf ohne Ausnahme als ein offenes System aufgebaut und absolut abhängig sein. In welche Identität ist nun der Mensch einzuordnen? Ohne Zweifel funktioniert der Mensch als Kanal und ist ein Geschöpf. Auf der körperlichen Ebene ist dies für jeden schnell annehmbar, auf der geistigen Ebene sieht der Mensch seinen Irrtum jedoch nicht.

Der Geist des Menschen denkt in seinem Irrtum, dass er ein Gott sei. Jeder Patient, mit dem ich hierüber spreche, sagt allerdings sofort: „Herr Doktor, so habe ich noch nie gedacht!" Für das bewusste Denken mag dies vielleicht sogar stimmen. Aber ich musste feststellen, dass ich in meiner Praxis ausschließlich „Götter" als Patienten habe. Es ist nämlich immer der Anspruch des Patienten an seine Mitmenschen, der ihn in die geistige Not und als Folge in seine Krankheit bringt. Ohne diese Ansprüche wäre der Geist frei und damit auch der Körper ohne Krankheit.

Als Arzt stehe ich vor der Herausforderung, dem Patienten zu beweisen, dass er innerlich denkt, ein Gott zu sein. Auch wenn es nur unbewusst geschieht oder bei sich selbst nicht wahrgenommen wird: Jedes Problem des Menschen entsteht daraus, dass er sich über den anderen erhebt.

Es gibt eindeutige Beweise dafür, dass der Mensch im Innersten denkt: „Ich bin Gott".
Im Verhalten des Menschen kann man seine innere Einstellung nachvollziehen. Da gibt
es die Ausübung von Macht über andere. Schon im Mutterleib beginnt ein Mensch,
Macht über andere auszuüben. Und mit der Geburt beginnt der nächste Machtkampf.
Wer ist stärker, Mutter oder Kind? Machtausübung entstammt der Idee, dass man
selbst ein höheres Wesen als der andere ist. Stehe ich auf gleicher Ebene mit dem
anderen, käme ich nicht auf den Gedanken, Macht anzustreben. Verschafft der andere
mir keinen Gewinn oder kann er meinen Verlust nicht verringern, dann muss ich auch
keine Macht über ihn ausüben.

Sie haben vielleicht von dem berühmten Experiment gehört, bei dem man einige
Studenten zu Insassen eines Gefängnisses erklärt und anderen Testpersonen als Wärter
völlige Macht über die Insassen gegeben hat. In kurzer Zeit wurden aus normalen
Menschen Bestien. Man musste den Test nach wenigen Tagen vorzeitig abbrechen,
denn die Wärter fingen an, die Insassen ohne jeden Grund zu quälen und zu foltern.[11]
Jeder, der Macht erlangt, ändert sein Verhalten, missbraucht die Macht über kurz oder
lang und möchte sie nicht mehr abgeben. Nur wenn es jemand schafft, vom Irrtum der
falschen Identität frei zu werden, wird er, wenn mit Autorität ausgestattet, mit dieser
richtig umgehen können.

Das Ausüben von Kontrolle über andere offenbart die innere Haltung. Niemand liebt es,
selbst kontrolliert zu werden. Dennoch streben viele Menschen nach Kontrolle über
andere Personen – auf sehr verschiedene Weise. Der eine baut eine Kamera ins Auto
seiner Ehefrau ein, damit er sicher ist, sie geht nicht fremd. Der andere kontrolliert das
Handy des Partners oder des Kindes. Natürlich will jeder das Gute, aber eben das Gute
für sich selbst.

Menschen stellen sich auch schnell als Richter auf und richten gerne über das Verhalten
anderer. Wer ist dabei der Maßstab für ihr Urteil? Natürlich nur die eigene Person.

Der Mensch verlangt nach verschiedenen Formen der Anbetung. Lob, Dank, Respekt
oder Anerkennung – so meint er – stehe ihm von seinem Gegenüber zu. Deshalb
erwartet er es und fordert es auch ein.

---

[11] Banks, C. W., Haney, C., Jaffe, D., Zimbardo, P. (1971): The Stanford Prison Experiment:
A Simulation Study of the Psychology of Imprisonment. Conducted August 1971 at Stanford
University

Ich hatte einen Patienten, der hatte eine große Feier in einer Gaststätte ausgerichtet. Als er zu Hause die schon bezahlte Rechnung durchsah, fiel ihm auf, dass der Wirt gut 200 DM zu wenig berechnet hatte. Er wollte gerecht handeln und brachte dem Wirt daher am nächsten Tag das restliche Geld. Als mein Patient nun beim Wirt war und ihm das Geld nachzahlte, tranken seine Frau und er einen Saft. Er erwartete, den Saft nicht bezahlen zu müssen, da er ja dem Wirt immerhin 200 DM freiwillig gegeben hatte. Als der Wirt aber die 5,80 DM verlangte, reagierte der Patient ärgerlich und ging die nächsten 15 Jahre nicht mehr in diese Wirtschaft. Warum also hatte mein Patient so viel Geld nachgezahlt? Tat er es „umsonst"? Offenbar wollte er für seine Wohltat eine Belohnung, zumindest Achtung, bekommen. Wenn er kein Gott wäre, wäre ihm der Wirt nichts schuldig für seine Ehrlichkeit, oder?

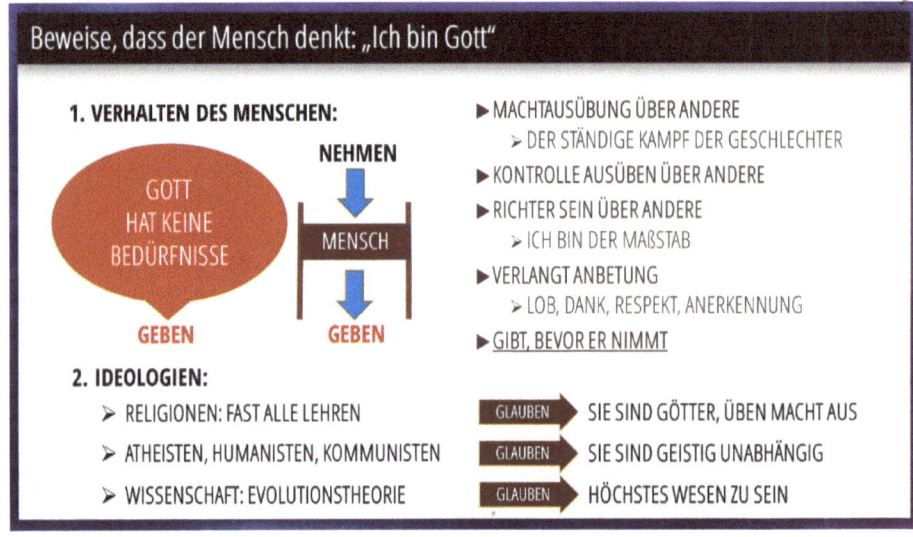

Der klarste Beweis dafür, dass der Mensch denkt, er sei Gott, liegt darin, dass er vermeintlich gibt, bevor er nimmt. Gott hat keine Bedürfnisse, er gibt ausschließlich. Der Mensch ist ein Kanal, er muss immer erst nehmen, bevor er gibt. Geschieht es in der falschen Sichtweise anders herum, dann muss er sich vermeintlich als ein Gott sehen, sonst würde er so nicht handeln.

Es gibt einen weiteren Ansatz, der unseren gefährlichen Grundirrtum offenlegt. Er zeigt sich in den verschiedenen Ideologien, die in so vielen Büchern geschrieben stehen. Ein Beispiel sind die Religionen. Alle gängigen Religionen lehren einen Glauben, in dem

Menschen Macht oder Zwang ausüben, womit sie dann zu Göttern werden. Jedes System, das Zwang auf Menschen[12] ausübt und vorschreibt, was sie zu tun oder zu lassen haben, baut auf diesem Irrtum auf.

Daneben gibt es die Weltanschauungen der Atheisten, der Humanisten oder der Kommunisten. Alle diese Philosophien haben eine große Gemeinsamkeit: den Glauben, dass der Mensch geistig unabhängig ist. Das heißt in der Konsequenz, dass der Mensch sich seine Liebe und seine geistigen Bedürfnisse selbst erzeugt und erfüllt. Offengelegt wird ihr Irrtum dann in der Not, wenn diese Menschen zusammenbrechen, weil die Frau oder das Kind sterben. Daran zeigt sich, dass sie alles andere als geistig unabhängig sind. Ihre Ideologie entstammt der Sichtweise eines Gottes – aber wenn sie ein Gott wären, müssten sie geistig <u>un</u>abhängig sein.

Ein Großteil der Wissenschaft basiert ebenfalls auf einem tiefgründigen Irrtum, nämlich der Evolutionstheorie. Sie bildet die Grundlage für den Glauben der Wissenschaft, wonach ein höheres Wesen aus einem niedrigeren Wesen entstehen kann, solange es nur genug Zeit und Zutaten dafür gibt. Der Mensch als höchstes Wesen in diesem Denkgebäude ist dann zwangsläufig ein Gott.

Losgelöst von allen Details gibt es eine gemeinsame falsche Wurzel für alle Ideologien, Religionen oder Weltanschauungen. Letztendlich sind alle nur Äste und Zweige auf einem einzigen Baum. Die Wurzel ist die innere Überzeugung des Menschen: „Ich bin Gott". Und genauso verhalten sich die Menschen auch, jeder hält sich selbst für besser, geschickter oder wenigstens klüger als den anderen. Jeder steht im Wettbewerb mit dem anderen. Man richtet über die anderen Menschen, man will sie kontrollieren und unterdrücken, bis hin zu Gewalt, Krieg und Mord.

Innerhalb der Religionen und auch im Christentum ist die Situation nicht besser. Jeder denkt von sich selbst, ein Gott zu sein und verhält sich entsprechend. Man sieht sich höher als seinen Nächsten. Die Folgen sind genauso schlimm wie bei nicht-religiösen Menschen. Viele Kriege wurden schon um rein religiöse Fragen geführt.

Die täglich zu beobachtenden Verhaltensweisen sowie die Ideologien des Menschen beweisen, dass er sich für mehr als nur ein Geschöpf hält. Wäre er in der Wahrheit über sich selbst – welche der Verstand und die sichtbaren Tatsachen nicht leugnen

---

[12] Im Gegensatz dazu ist eine aufgezeigte Konsequenz nicht mit Zwang gleichzusetzen, weil sie den Menschen nicht zur Veränderung zwingt, sondern ihm (nur) seine Grenzen und die Folgen seines Verhaltens aufzeigt.

können – dann würden weder Überheblichkeit, Herrschsucht, Wettbewerb, Kräftemessung noch Zwang und Gewalt existieren.

Die einzige Lösung für das Grundproblem des Menschen ist die Erkenntnis der richtigen Identität. Dies würde immer zu Einigkeit und Frieden führen. Wenn der Mensch denkt: „Ich bin ein Geschöpf", dann gibt es für alle Platz und Raum. Die Nationalität, unterschiedliche Fähigkeiten, die Hautfarbe, unterschiedliche Größen, Kleidung, Geschmack sowie verschiedene Aufgaben würden keine Spannungen oder Vergleiche und erst recht keinen Streit hervorrufen. Jeder würde sich auf gleicher Stufe zu seinem Nächsten sehen. Niemand hätte den Anspruch, es besser zu wissen oder zu können. Wir würden nicht in einem dauernden Wettbewerb miteinander stehen. Nur Götter müssen sich miteinander messen und vergleichen. Unter Geschöpfen gäbe es keine Machtkämpfe, niemand hätte über den anderen zu richten. Es gäbe auch keine Notwendigkeit für Kontrolle. Es gäbe weder Gewalt noch Mord oder Krieg. Die Lösung aller Probleme besteht folglich darin, richtig zu verstehen: Wer bin ich wirklich?

Wenn ich in der Identität lebe: „Ich bin ein Geschöpf", dann entspreche ich dem Gesetz. Als Geschöpf weiß ich, dass ich nichts herstellen kann und kein Eigentum habe. Bevor ich gebe, muss ich erst etwas nehmen. Das gilt für die körperlichen Bedürfnisse genauso wie für die Liebe (als Summe der geistigen Bedürfnisse). Wenn ich nichts für mich behalte, sondern weitergebe, habe ich immer Gewinn, denn mein Gewinn liegt im Geben – nicht im Behalten. Immer dann, wenn wir liebevolle Gedanken unseren Mitmenschen gegenüber haben, sind wir erfüllt und fühlen uns wohl!

Deswegen ist die Selbsterkenntnis so wichtig. Wir täuschen uns alle aufgrund einer angeborenen Lüge über uns selbst. Diese Lüge besteht in einer falschen Identität. Wir glauben, jemand zu sein, der wir nicht sind und auch nie sein können. Das beginnt bei der Zeugung und hält an bis zum Tod. Der Ursprung aller negativen Dinge ist der Selbstbetrug und die Erhebung des einen über den anderen. Zwar können wir nichts dafür, mit dieser Lüge geboren worden zu sein. Aber sobald wir den Irrtum sehen und erkennen, sollten wir eine Lösung suchen, um ihn loszuwerden. Denn wenn wir an ihm festhalten, wird dieser Irrtum uns unweigerlich zerstören.

Das Problem des Menschen liegt also in ihm, nicht außerhalb von ihm. Deshalb können wir außerhalb von uns auch keine Lösung finden. Gesetze, staatliche oder kirchliche Regeln können das Problem nicht lösen. Jeder Mensch ist ein eigenes Individuum und kann sein Problem somit nur in sich selbst lösen. Die erste Schwierigkeit liegt dabei in der notwendigen Selbsterkenntnis darüber, dass man selbst ein inneres Problem hat. Solange man im Irrtum das Problem immer noch außerhalb von sich selbst sieht und sucht, wird man nie wirklich zu einer Lösung kommen.

12. Wer trägt den Verlust?

Der Gedanke, einen persönlichen Verlust erlitten zu haben, kann das ganze weitere Leben prägen. Ich möchte dies an einigen recht schwierigen Fällen beschreiben.

Fall 9: Im Ausland begegnete ich einer jungen Frau Anfang 20. Sie hatte seit 5 Jahren Depressionen und immer wieder Selbstmordgedanken. Allgemein kommen Selbstmordgedanken aus der falschen Identität „Ich bin Gott.". Was war passiert? 5 Jahre zuvor meldete sich ein Kindergartenfreund bei der Frau, die damals noch ein Mädchen war. Er lud sie ein, in die Stadt ins Café zu fahren. Er hatte sogar die Eltern gefragt, ob er sie mitnehmen darf. Der Mann holte sie mit dem Auto ab. Allerdings waren noch drei andere Männer im Auto. Sie hielten unterwegs an, vergewaltigen das Mädchen und brachten es fast um. In Todesangst schaffte sie es irgendwie, zu entfliehen und bat im nächsten Dorf um Hilfe. Der Mann, der ihr angeblich helfen wollte, nahm sie nur dazu in sein Auto, um sie nochmals zu vergewaltigen und schlug sie wiederum fast tot.

Dieses Mädchen hat zwei furchtbare Ereignisse direkt hintereinander durchlebt. Ist es Unrecht, was die Männer ihr angetan haben? Zu 100 %. Aber was ist die Ursache dafür, dass sie nach 5 Jahren psychisch so stark leidet? Ist es immer noch das Ereignis oder ist es dessen Verarbeitung?

Sind es die Traumata, für die wir nichts können, die uns das Leben schwermachen? Oder ist es das, was wir über die Traumata denken, wie wir sie bewerten? Erstaunlicherweise tritt bei vielen Vergewaltigungsopfern eine Denkweise zu Tage, die von außen nicht verständlich ist. Die junge Frau hatte Gewissensbisse, dass ihr diese schlimmen Dinge passiert sind. „Sie sind doch nicht ins Auto gestiegen, um vergewaltigt zu werden.", warf ich ein. Doch die Frau widersprach: „Nein, ich hätte es verhindern können!" Ihre Gewissensbisse, der Gedanke, sie hätte es verhindern oder abwenden können, kommen aus der Idee: „Ich bin Gott" bzw. „Ich weiß im Voraus, was passieren kann". Aber kein Mensch weiß, was in der Zukunft passiert. Die Frau war jedoch fest davon überzeugt, etwas Falsches getan zu haben und deshalb vergewaltigt worden zu sein.

Dieser Fall zeigt den furchtbaren irrtümlichen Gedankenprozess des Menschen. Es ist schwer, den Patienten ihren Irrtum aufzuzeigen, wenn sie tief davon überzeugt sind, im Recht zu sein. Trotzdem gibt es glücklicherweise gute Argumente dafür, den Irrtum zu offenbaren. So fragte ich die Frau: „Was tut der Gedanke, sich selbst die Schuld zu geben, mit Ihnen?" Ihre Antwort darauf war: „Der Gedanke tut mir nicht gut."

An diesem Punkt hatte die Frau gewiss recht. Prüfen Sie das bitte bei sich selbst, wie Sie sich mit Schuldgedanken fühlen. Der Körper reagiert sofort und signalisiert deutlich: Das ist ein unfreier und unwahrer Gedanke. Das war der erste Beleg dafür, dass die Frau die Ereignisse falsch verarbeitet hatte. Der zweite Beweis waren ihre Depressionen, das Durcheinander ihrer körperlichen Abläufe. Ihre Leiden bewiesen, dass ihre Bewertung, also die Gedanken der Frau, falsch waren und nicht zutreffen konnten.

Der Betroffene kann nichts für die Tat. Er sollte jedoch alles ihm dafür Mögliche anstreben, um diese Tat nicht gegen sich selbst zu richten und sich über seine Gedanken selbst zu zerstören. Dafür muss er eine Lösung für sein Problem haben.

Fall 10: Eine ältere Patientin hatte seit fast zwei Jahren einen schlimmen Husten. Der Husten ließ sich nicht wegbekommen, weder durch Inhalieren noch mit Medikamenten. Schon aus dem Wartezimmer war der Husten gut für mich zu hören. Dazu kam eine Krebserkrankung des Unterleibes seit 20 Jahren, welche seit 10 Jahren zu einer inkontinenten Blase geführt hatte. Die Patientin musste alle 30 Minuten die Harnblase entleeren. Die Kombination von Husten und Inkontinenz belastete sie sehr und konnte auch durch mehrere Operationen nicht behoben werden.

Die Geschichte der Patientin war folgende: Ihre Mutter hatte sie niemals gelobt. Die Mutter hatte sie in der Kindheit und Jugendzeit nur ausgenutzt und ihre Brüder vorgezogen. Die Mutter war vor 20 Jahren verstorben. Es war für die Patientin also nicht mehr möglich, diesen Mangel irgendwie auszugleichen. Jetzt hatte sie selbst mit schon bald 80 Jahren immer noch stark darunter zu leiden, dass ihre Mutter sie nicht gelobt hatte. Sie führte ihre Mutter faktisch auf einer Schuldnerliste.

Was wäre nötig, damit sie gesund wird? Sie muss den Irrtum erkennen, dass ihr die Mutter kein Lob schuldet. Auf den ersten Blick klingt das sehr hart, aber sie müsste mehr als ein Kind sein – nämlich Gott –, wenn ihre Mutter sie *zwingend* zu loben hat. Während der Beratung über die Funktionen des Menschen und des Gesetzes der Natur erklärte ich ihr: „Um gesund zu werden ist es erforderlich, die Mutter zu lieben und sie damit aus der Schuld zu entlassen. Der Gedanke, dass die eigene Mutter einen nur ausgenutzt hat, ist belastend und der Körper beweist es klar."

Weil die Patientin eine gläubige Frau war, habe ich ihr geraten, Gott darum zu bitten, dass Er ihr hilft, die Sicht auf ihre Mutter zu verändern, damit sie sie lieben kann. Nach drei Wochen kam die Patientin wieder in die Praxis. Obwohl sie länger im Wartezimmer saß, hörte ich keinen Husten mehr. Als sie im Behandlungszimmer war, erklärte sie freudestrahlend: „Ich huste nicht mehr, seitdem ich zuletzt bei Ihnen war und meine Harnblase funktioniert wieder einwandfrei." Sie hatte während ihres Abendgebetes diesen bisher fehlenden Wunsch nach Liebe für ihre Mutter vor Gott gebracht und daraufhin war sie gesund geworden.

Für das, was in unserem Körper passiert, ist unser Geist verantwortlich. Der Geist ruft über seine Gedanken ein Problem im Körper hervor, weil er denkt, die anderen schulden ihm etwas, was er unbedingt braucht.

Fall 11: Eine Patientin, etwa 60 Jahre alt, hatte einen weit fortgeschrittenen Krebs. Ihre Lebensgeschichte war alles andere als erfreulich. Mit 3 Jahren wurde sie von ihrer Mutter verleugnet und weggegeben. Mit 13 Jahren wurde die Frau vom Bruder ihrer Freundin vergewaltigt. Später heiratete sie, ohne es zu wissen, einen pädophilen Mann, der ihre gemeinsamen Kinder missbrauchte. Als sie dies erfuhr, ließ sie sich scheiden, jedoch blieb der zugefügte Schaden als persönlicher Verlust in ihren Gedanken. Nach der Scheidung vergingen noch acht Jahre, bevor sie krank wurde.

Versetzen wir uns in die Lage dieser Frau. Man hat ihr mehrfach großes Unrecht getan. Es fing schon in ihrer frühen Kindheit an. Können die, die ihr das Unrecht angetan haben, ihre Schuld ausgleichen? Nein, das erfahrene Unrecht kann nicht wieder gut gemacht werden. Ihr Gerechtigkeitssinn fordert aber danach. Sie kann das Verlangen nach Gerechtigkeit nicht abstellen. Somit zerstört sie sich selbst anhand der Unfähigkeit, ihren Gerechtigkeitssinn zu befriedigen.

Egal, was der Inhalt eines Gedankens sein mag, alle Gedanken entspringen entweder der Wahrheit oder der Lüge über einen selbst. Dazwischen gibt es nichts, auch keinen neutralen Bereich. Es ist immer nur die eine Lüge über uns selbst, die das eigentliche Problem darstellt. Da all dies im Unterbewusstsein in einem schnellen Ablauf stattfindet, müssen wir unsere Denkweise über Verlustereignisse bewusst hinterfragen.

Deshalb wollen wir uns die grundlegenden Unterschiede der zwei Identitäten „Ich bin Gott" und „Ich bin ein Geschöpf" anschauen.

Abhängigkeit: Wenn ich ein Gott bin, bin ich geistig *unabhängig*, denn ich bin Quelle der von mir benötigten Information.

Wenn ich ein Geschöpf bin, dann ist mein Geist ein Kanal und ich bin geistig *abhängig* – und zwar automatisch von meinem Schöpfer.

Eigentum: Bin ich Gott, gehört mir *alles*.

Als Geschöpf kann mir dagegen *nichts* gehören.

Eigenständigkeit: Wenn ich ein Gott bin, tue ich alles von und aus mir heraus.

Als Geschöpf kann ich nichts aus mir selbst heraus tun. Ich gebe nur weiter, was ich vorher genommen habe.

Bezugspunkt: Wenn ich ein Gott bin, dreht sich *alles* um mich.

Bin ich ein Geschöpf, dreht sich *nichts* um mich.

Am Ende des Gedankenprozesses steht immer nur die Einordnung in Gewinn oder Verlust. Ein persönlicher Verlust ist jedoch nicht akzeptierbar. Deshalb bleibt die Frage zu beantworten: Gibt es den persönlichen Verlust wirklich oder ist er eine Täuschung? Anhand der zerstörerischen Wirkung auf den Körper desjenigen, der den Verlustgedanken denkt, der Ausweglosigkeit des Geistes und nach dem Gesetz der Natur muss der persönliche Verlust als Täuschung aufgedeckt und verstanden werden.

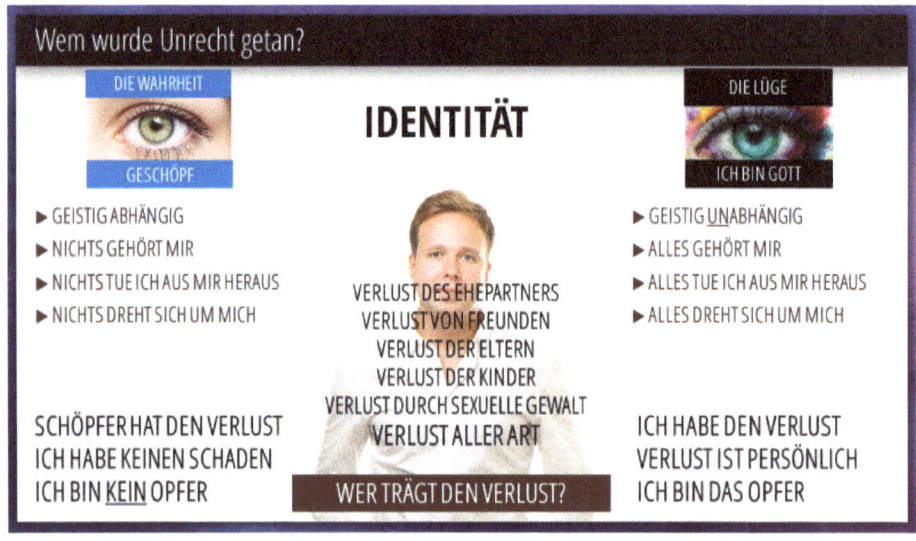

Vermag jemand das erlebte Unrecht nicht aus der Perspektive eines Geschöpfes zu verarbeiten, bleibt er ein Leben lang darin gefangen und muss Krankheit und körperliche Schmerzen erleiden. Ich habe mit einigen Menschen gesprochen, die nach 40, 50 oder 60 Jahren immer noch leiden, ihr ganzes Leben lang, weil etwas Schlimmes in ihrer Kindheit passierte. Wir haben keine Wahl. Wir müssen alles, was wir erleben, berechnen und als Gewinn oder Verlust bewerten. Wir müssen es durchdenken und können dieses nachträgliche Durchdenken nicht vermeiden, ausblenden oder auslassen. Es gibt jedoch einen Ausweg in die Freiheit meines Denkens, wenn ich weiß, aus welcher Perspektive ich es denke. Jeder, der die Perspektive des Geschöpfes annimmt, was ja die Wahrheit über uns selbst ist, wird frei in seinem Denken und auch je nach Schwere der Erkrankung wieder gesund.

13. Ein Blick in die Natur – Welche Rolle spielen Keime bei einer Krankheit?

Bei meinen Patienten sehe ich häufig Ohrenentzündungen. Es gibt ein Bakterium, das sich in vielen entzündeten Ohren finden lässt. Dieses Bakterium vermehrt sich, weil auf dem Trommelfell oder im Gehörgang Granulationen (sogenanntes „wildes Fleisch" ohne Haut) wachsen. Weil und solange das Bakterium die benötigten Nährstoffe findet, kann der Keim sich vermehren und sein Produkt erzeugen.

Wo ist nun die Behandlung anzusetzen? Soll man den Keim bekämpfen oder gegen die Entzündung vorgehen? Wir haben in der Medizin beide Ansätze. Meistens kombiniert man ein Antibiotikum mit einem Kortikoid, um beides gleichzeitig zurückzuschieben. Wenn aber die Ursache der Entzündung nicht behoben wird, dann wirken diese Mittel nur vorübergehend und manchmal gar nicht.

An einer Vielzahl von Fällen konnte ich beobachten, wie dies funktioniert.

Fall 12: Ein ca. 60 Jahre alter Patient kam mit einer starken Entzündung seines rechten Trommelfells zur Behandlung. Ich wandte die üblichen Medikamente an, um den Entzündungsprozess zum Stillstand zu bringen. Aber die Entzündung wurde sogar schlimmer und nicht besser unter der Therapie. So sprach ich den Mann auf seine Lebenssituation an. Er stand in einem schweren Konflikt, welcher erst in drei Wochen vor Gericht verhandelt werden sollte. Nichts half ihm, bis der Gerichtstermin vorbei war. Dann verschwand unter der angewandten Therapie die Entzündung und auch der Keim vermehrte sich nicht mehr (Keime können nicht vollständig abgetötet, sondern nur reduziert werden, sie bleiben in einer inaktiven Form immer vorhanden). Was hat jetzt den Patienten gesund gemacht, die Therapie oder die Änderung seiner Gedanken?

Bakterien können nur dann etwas produzieren, wenn sie Nahrung vorfinden – und der Körper muss ihnen diese Nahrung bieten, bevor sie sich ausbreiten. Deshalb sind Bakterien eine Wirkung der Entzündung und nicht ihre Ursache. Eine bakterielle Infektion kann zusätzlich durch die produzierten Toxine Schaden anrichten, aber immer als zweite Instanz und nicht ursächlich.

Einem krankhaften Keimwachstum geht folglich immer eine Entzündung im Körper voraus, sowohl bei Bakterien als auch bei Pilzen. Deshalb kann ich zwar ein Antibiotikum einsetzen, wenn der Keim durch die produzierten Toxine schädlich für den Körper wirkt. Aber davon heilt die Entzündung nicht aus, denn es ist keine Ursachenbekämpfung. Ich muss dem Patienten erklären, woher seine Krankheit kommt. Sobald seine Entzündung vergeht, verschwindet auch der Keim in seiner Aktivität.

Keime sind nur dort fähig zu wachsen, wo ihnen der Körper Raum und Nahrung lässt. Keime können jederzeit aktiviert werden. Immer nur der Wirt bestimmt, wann er dem Keim Nahrung überlässt und wann nicht. Nur so wird auch ein Virus vom Körper produziert und als Entzündungsfaktor eingesetzt.

Fall 13: Eine Patientin, etwa 60 Jahre alt, kam mit einer einseitigen Gürtelrose rechts in die Praxis. Bei einer Gürtelrose bilden sich entlang des betroffenen Nervs Bläschen auf der Haut. Bevor diese Bläschen auftreten, hat man etwa drei Tage lang Schmerzen, ohne etwas zu sehen. Wenn dann die Bläschen kommen, sagt man: Das ist ein Virus. Aber woher kommt dieser Virus, wer produziert ihn? Wieso und warum nur an dieser Stelle des Körpers? Wer steuert die Lokalisation?

Ich habe mit der Patientin über die beiden Körperseiten geredet, die wechselseitig verbundenen Gehirnhälften und die Vererbung durch Vater und Mutter. Dort, wo es die Unzufriedenheit gibt und der Konflikt in der Beziehung besteht, äußert sich auch die Krankheit. Oft ist es für die Patienten schwer verständlich, wenn ich ihnen erkläre, dass die Krankheit von ihren Gedanken kommt. Bei der Gürtelrose ist allerdings auch in der Schulmedizin Stress als Auslöser bekannt. Aus meinen Beratungen weiß ich, dass die Körperseite der dominanten Hand die Körperseite ist, die von der Beziehung zur Mutter oder zum Partner beeinflusst wird. Ich erklärte also der Frau, dass ihre Krankheit vom Denken in der linken Gehirnhälfte ausgelöst wurde und es sicher etwas Negatives gewesen war. Es musste ein persönlicher Verlust gewesen sein, etwas, mit dem sie nicht einverstanden war, was dem Körper den Schaden zufügte. Der Körper kann nicht lügen.

Sie erzählte vom gerade beendeten Urlaub, alles sei schön gewesen, es hätte keinen Streit gegeben. Ihre Mutter war schon vor 5 Jahren gestorben. Als ich nach dem Todestag fragte, fiel dieser gerade in die Zeit des Urlaubes und die ersten Bläschen traten am Tag danach auf. Dann schilderte die Patientin, dass sie sich im Urlaub an die Mutter erinnert und um sie getrauert hatte.

Die Trauer ist ein schmerzhafter und gefährlicher Gedanke, weil sie krank macht. Trauer beweist, dass man selbst noch etwas von der anderen Person will. Aber dieser Mensch ist gestorben und nicht mehr da. Würde man lediglich über die verstorbene Person nachdenken, ohne es als einen großen Verlust für sich zu sehen, käme es nicht dazu, dass der Körper auf Kommando des Geistes einen Virus produziert. In Wahrheit tut es vielen Trauernden jedoch vor allem um sich selbst leid, weil man die Mutter oder eine andere Person nicht mehr hat. Deshalb geht es den Menschen schlecht und sie sehen sich als das eigentliche Opfer des Todes ihrer Bezugspersonen. Mit solch einem Denken kann man das Ereignis nicht richtig verarbeiten und es kommt zur Krankheit. Ob dabei noch Mikroorganismen hinzukommen oder nicht, spielt für das falsche Denken als eigentliche Ursache der Krankheit keine Rolle. Es spielt sicherlich eine Rolle in der Therapie, aber nicht bei der Behebung der Ursache.

Es gibt grundlegende Zusammenhänge in der Natur, die nicht veränderbar sind. Danach bestimmt ein Makroorganismus immer über einen Mikroorganismus. Dies ist so ohne Ausnahme. Erzählt und gelehrt wird aber das Gegenteil. Deshalb ist die Natur mit ihren offensichtlichen Abläufen als Maßstab anzunehmen und nicht die Aussagen sogenannter Experten. Ein Beispiel: Keime, die von Fäulnis leben, sind immer und überall vorhanden und damit stets präsent. Offenbar hängt es also nicht von der An- oder Abwesenheit von Keimen ab, wann ein Apfel – noch am Baum oder auch nach der Ernte – fault und die Keime ihn anschließend „verdauen" können.

Höhere Organismen bestimmen immer über niedrigere Lebensformen. Wäre es anders, könnte es gar keine höheren Organismen geben, also auch keine Menschen. Wir haben mehr Keime im Darm und auf der Haut als Zellen in unserem gesamten Körper. Von der Zahl her müssten sie uns leicht „auffressen" können. Offensichtlich können und tun sie es jedoch nicht, denn sie leben mit uns zusammen.

Zusammengefasst: Keime, seien es Viren, Bakterien oder Pilze, können nicht die eigentliche Ursache unserer Krankheiten sein. Der Geist, welcher der Materie übergeordnet ist, bestimmt in allen Aspekten über den Körper – einschließlich der Steuerung einer Einwirkung durch Keime. Deshalb ist es entscheidend, dass wir den Aufbau und die Funktion des Menschen sowie seine Bedürfnisse genau kennen.

14. Die Abhängigkeit des Menschen von einer Liebesquelle

Aufgrund des Irrtums im Geist des Menschen – er denkt er sei ein Gott – sieht er sich selbst als geistig unabhängiges Wesen. Deshalb ist es nicht leicht, einem Menschen, der sich für unabhängig von einer Liebesquelle (auch im Sinne einer Informationsquelle) hält, seine Abhängigkeit zu erklären. Dennoch steht fest, dass jeder Prozess im Menschen mit der Aufnahme einer Information beginnt. Egal auf welchem Wege sie an ihn herantritt, ob durch sehen, hören, riechen, schmecken, fühlen, die Information muss vor der Aufnahme durch einen Bewertungsprozess gehen. Wie das abläuft, haben wir im Überblick bereits gesehen. Jetzt wollen wir diesen Prozess noch detaillierter beschreiben.

Ein kleiner Junge in Kanada sagte seiner Mutter nach meinem Vortrag zum Geist des Menschen: „Mutter, weißt Du, dass Du meinen Geist nicht zwingen kannst, dass ich jetzt die Klavierübungen mache?" Kinder sind phantastische Wesen. Sie verstehen die Zusammenhänge intuitiv oft sehr gut. Er weiß, die Mutter kann ihn nicht zwingen. Aber warum macht der Junge trotzdem seine Klavierübungen, wenn die Mutter darauf besteht? Weil sein Geist abhängig von seiner Mutter ist. Ein Geist handelt zwar immer selbst, aber nie unabhängig. Er muss seine geistigen Bedürfnisse aus einer Quelle stillen. Da der Junge dies bei seiner Mutter tut, gehorcht er, auch wenn es ihm eigentlich nicht ganz passt.

Ein weiterer Beweis der Abhängigkeit des Geistes ist die Tatsache, dass man ihn durch Belohnung oder Androhung von Bestrafung dazu bringen kann, etwas zu tun, was er normalerweise von sich aus nicht tun würde. Ich kann das häufig in meiner Praxis beobachten. Das Kind sitzt da und will den Mund nicht öffnen, obwohl die Mutter es bekniet: „Bitte, bitte, öffne deinen Mund!" Meist presst das Kind den Mund daraufhin erst recht zu. Verspricht die Mutter dann, danach das Lieblingseis zu kaufen, geht der Mund auf, denn der Geist des Kindes ist mit der Belohnung einverstanden.

Aber irgendwann ist der Geist eines Kindes mit den Angeboten der Mutter nicht mehr zu befriedigen und dann zählen keine Versprechungen oder Androhungen mehr. Das Kind tut dann, was es möchte, ohne Rücksichtnahme auf die Mutter.

Wir haben bereits drei entscheidende Dinge über den Geist herausgefunden:

1. Ein Geist ist eine geschlossene Einheit und kann nicht von außen gesteuert werden. Ein Geist kann von außen beeinflusst werden, aber nur er bestimmt, ob und wie er auf diesen Einfluss reagiert.

2. Ein Geist kann sich nur selbst steuern und das geschieht von innen heraus.

3. Ein Geist ist immer aktiv, d. h. Passivität gibt es im Geist nicht.

Der Geist wird von seinen Bedürfnissen bestimmt und ein zentrales Grundbedürfnis ist Wahrheit. Somit muss eine von außen angebotene Information erst als wahr bewertet werden, wenn sie aufgenommen werden soll. Der Geist kann ausschließlich Wahrheit aufnehmen bzw. etwas, was er für Wahrheit hält. Deshalb muss er jede Information vor der Aufnahme prüfen.

Wie und womit prüft der Geist eine Information, ob sie wahr ist und sein Bedürfnis trifft? Eine Abwägung erfordert einen Maßstab, anhand dessen die Prüfung geschieht. Dieser Maßstab kann objektiv sein, d. h. absolut und sicher – oder er kann subjektiv und damit unsicher sein. In jedem Fall kommt dem Maßstab, mit dem abgewogen wird, eine entscheidende Rolle zu. Die Unterschiede zwischen objektiven und subjektiven Maßstäben haben wir bereits in Kapitel 2 betrachtet.

Wenn die Prüfung ergibt, dass die Information wahr ist, wird sie geglaubt. So kommt es zu einer Verbindung von *Glauben* und *Nehmen*. Da keine Information von alleine entsteht, vertraut der Geist gleichzeitig der Quelle der Information. Damit ein Geist – der insoweit als Person zu verstehen ist – vertrauen kann, muss auch die Quelle, aus welcher er nimmt, einen Geist haben. Infrage kommen also nur andere Personen – oder auch Tiere. Liebe lässt sich nicht von einem Baum holen oder aus einem chemischen Element gewinnen. Glauben schenkt man der Information, Vertrauen hat man zu der Person. Wenn Sie einen Experten zu einem Thema hören und ihm zustimmen, dann vertrauen Sie diesem Experten und glauben seinen Informationen. Ob das im Einzelfall klug ist, ist eine andere Frage.

Ist eine Information erst einmal aufgenommen, verläuft der weitere Prozess in einer schnellen und geregelten Abfolge. Die Entscheidung des Geistes löst einen elektrischen Strom in der Hirnrinde aus, der zielgenau in den Körper geleitet wird. Der Körper muss darauf entsprechend reagieren. Natürlich muss nebenbei noch entschieden werden, wie viel und welche Nahrung aufgenommen wird usw. Der Geist sollte die Bedürfnisse des Körpers erfüllen. Tut der Geist das nicht und entscheidet, die körperlichen Bedürfnisse zur Seite zu stellen, wird die Person in absehbarer Zeit sterben.

Nur am Ausgang kann der Mensch den Zweck seiner Schöpfung und damit den Sinn seines Lebens erfüllen. Mit der richtigen Identität wäre der Mensch ein freies Wesen. Er bliebe zwar abhängig, wäre jedoch immer frei. Aber am Eingang des Geistes, in der Identität, befindet sich die Lüge: „Ich bin Gott". Diese Lüge begleitet uns unser ganzes

Leben, wenn wir sie nicht in uns entdecken und entfernen. Diese Lüge über uns selbst redet uns ein, dass wir die Quelle der Liebe sind. Dadurch wird die Bindung an die echte Liebesquelle zerstört und kann auch nicht mehr neu eingegangen werden. Das Gesetz der Abhängigkeit tritt in unserer falschen Sicht in den Hintergrund, auch wenn es selbstverständlich weiterhin gilt. Wir denken dann, dass wir scheinbar keine Informationen mehr für unseren Geist benötigen und leben insoweit von nichts. Das ist der große Betrug, in den jeder Mensch hineingeboren wird.

Das Leben des Menschen beweist aber eindeutig, dass er nicht unabhängig sein kann. Er ist am Eingang immer abhängig. Am Ausgang ist der Mensch jedoch unabhängig. Was ich mit der Liebe tue, die ich aufgenommen habe, ist völlig mir überlassen. Aus Liebe kann ich nie etwas Falsches tun. Wenn ich mich satt gegessen habe, bin ich frei darin, was ich mit der aufgenommenen Energie tue. Gleichzeitig habe ich nicht die Freiheit, zu essen, was ich will. Esse ich etwas, das mir keine Kraft spenden kann, dann bringt es nichts. Es ist nicht unsere Wahl, „Was" und „Wovon" wir holen (nehmen) müssen. Diese Fragen liegen nicht in der Entscheidung bzw. im freien Willen eines Geschöpfes. Unsere Bedürfnisse sind alle festgelegt. Unsere Freiheit ist, zu entscheiden, was wir mit den Mitteln machen, die wir zur Erfüllung unserer Bedürfnisse aufgenommen haben.

Wie viele Dinge können Sie aus Liebe tun? Unendlich viele. Ein Mensch hat viel mehr Möglichkeiten als ein toter Computer, der aus Strom und seinen Programmen schon einen sehr differenzierten Output erbringen kann. Denn am Ausgang sind wir frei.

Die wichtigste Erkenntnis, die wir erlangen müssen, ist die Antwort auf die Frage: „Wer bin ich?" Ohne eine Wahl oder Verantwortlichkeit bin ich von Geburt an in einem Irrtum verhaftet. Ich glaube unbewusst – aber mit ganzer Kraft – jemand zu sein, der ich nicht seln kann. Diese falsche Identität muss uns zuerst bewusst werden, damit es eine Veränderung geben kann und wir aus der Lüge herauskommen.

Ich jedenfalls bin es satt, einer Lüge zu glauben, die mich nur betrügt und mir das Leben schwer macht. Das eigentliche Problem sind nicht meine Mitmenschen oder mein Umfeld. Gewiss gibt es auch dort Umstände, die nicht in Ordnung sind. Doch ich kann für das Umfeld nur dann wirklich etwas tun, wenn ich ein Kanal bin, nichts mehr für mich selbst anstrebe und in der Wahrheit lebe. Wenn der Friede im Herzen ist, dann kommt es nicht zu Konflikten oder Zerstörung. Mit Gesetzen oder Maßnahmen lässt sich dieser Zustand allerdings niemals erreichen. Das Problem des Menschen liegt in seinem Inneren. Wie würde eine heile Welt, in die wir alle in unserem betrogenen Zustand plötzlich hineingesetzt werden, nach nur zwei Wochen aussehen?

Wenn ich mich innerlich ändere und in die Wahrheit und in das Gesetz der Natur zurückkomme, tue ich Gutes um mich herum. Ansonsten muss ich meine Familie und meine Mitmenschen zum Guten zwingen, weil es ja mein „Gutes" ist. Deshalb bleibt festzuhalten: Zuerst ist etwas in unserem Innern zu verändern. Danach können wir nach außen auftreten und sagen, was wir denken und was richtig ist. So können wir einen Einfluss zum Guten ausüben. Auch wenn unser guter Einfluss von anderen nicht übernommen wird, haben wir dann immerhin den Zweck unserer Schöpfung erfüllt.

Wie beschrieben gibt es nur die beiden Identitäten: Schöpfer oder Geschöpf. Der Schöpfer ist ein in sich selbst existierendes und geschlossenes System. Gleichzeitig ist der Schöpfer unabhängig und die Quelle für seine Schöpfung. Ich stelle den Schöpfer gern symbolisch mit einem Kreislauf dar. Jedes Geschöpf, also auch der Mensch, unterliegt dem Gesetz von *Nehmen, um zu Geben*. Damit ist das Geschöpf ein Kanal, ein offenes System und es steht in Abhängigkeit. Was davon war zuerst?[13] Eindeutig kann der Schöpfer nur der Ursprung und das Geschöpf nur die Wirkung sein.

Mehrfach wurde hier schon „Liebe" als Begriff für die Gesamtheit geistiger Bedürfnisse verwendet. Wie kann Liebe definiert werden? Immerhin ist Liebe das Mittel, das der Mensch zuallererst benötigt, um zu funktionieren. Liebe ist zweifelsfrei etwas Subjektives und jeder Mensch wird die Frage nach Liebe individuell beantworten. Gleichzeitig bejaht letztlich jeder Mensch die Frage, ob er Liebe benötigt. Gibt es denn eine Wahl, Liebe zu brauchen oder geliebt werden zu müssen? Nein. Unser Geist funktioniert nur mit Liebe. Unter Liebe fallen dabei alle geistigen Bedürfnisse wie Freiheit, Gerechtigkeit, Harmonie, Anerkennung, Sicherheit und viele mehr. Alle diese Dinge sind uns ein unabänderliches Bedürfnis. So sind wir Menschen gemacht.

Als jemand, der besonders harmoniebedürftig ist, trachte ich danach, jedem zu gefallen. Ich fühle mich in einer Atmosphäre wohl, in der alle „lieb zueinander" sind. Doch was passiert mit meinem Harmoniebedürfnis, wenn die Dinge anders laufen? Meine Eltern haben sich getrennt, als ich 8 Jahre alt war. Eine Woche später hatte ich Hepatitis B, eine Virusinfektion. Können Sie sich denken, was die Ursache war? Niemand dürfte anzweifeln, dass die Trennung der Eltern einen Schaden für die Kinder bewirkt. Aber wie kommt dadurch ein Virus in die Leber? Wieso passiert etwas

---

[13] Sie kennen bestimmt die beliebte Frage: Was war zuerst da? Das Ei oder das Huhn? Diese Frage ist nicht unwichtig. Die Antwort kann nur lauten: Huhn und Hahn waren vor dem Ei – von Gott geschaffen. Hühner können ihre Eier zwar auch ohne Hahn legen, aber daraus wird nie ein Küken entstehen. Die Bedingungen, die zu erfüllen sind, damit Leben sich vermehrt, sind vielfältig und nicht eindimensional.

Physisches, wenn es auf der geistigen Ebene ein Problem gibt? Es liegt daran, dass das Kind abhängig von der Liebe seiner Eltern ist.

Habe ich es mir damals ausgesucht, krank zu werden? Ich konnte meine Familie weder wählen noch abwählen. Mit 8 Jahren habe ich schon über meine eigene Familienplanung nachgedacht und davon geträumt, verheiratet zu sein. Mädchen hatten immer meine Aufmerksamkeit. Ich suchte bei ihnen Harmonie und Liebe. Tatsächlich habe ich dann früh geheiratet, denn ich musste ja meine Harmonie bekommen. Jeder Mann hat so seine Vorstellung von der Frau, die er sich wünscht. Aber nicht immer treten diese Ideen dann auch genauso ein.

Dass wir Harmonie und Gerechtigkeit usw. brauchen, ist keine Wahl. Es ist in unserem Geist festgelegt. Entweder erfüllen wir diese Bedürfnisse oder wir werden unglücklich und krank. Ich habe eine Definition der Liebe anhand des Körpers gefunden. Bei „Liebesmangel" wird der Körper krank. Was bewirkt die Liebe im Körper? Die von mir definierte Art von Liebe führt dazu, dass der Körper nicht mehr krank werden kann. Wenn der Geist diese Liebe nimmt und ausübt, wird über die Hirnströme bewirkt, dass der Körper richtig funktioniert. Denn nicht nur das Bedürfnis nach Liebe ist festgelegt, sondern auch die Wirkung des elektrischen Stroms, mit dem der Geist – nach dem Bild des Klavierspielers – die Tasten drückt, damit der ganze Körper richtig gesteuert wird. Der Mensch kann nicht wählen, was er benötigt. Die Wahl liegt nur in der Entscheidung, wie der Mensch das, was er zuvor genommen hat, benutzt.

Was ist nun Liebe? Meine Definition verbindet die zwei Dimensionen Interesse und Freiheit. Beide haben als solche kein Limit, sie sind also unendlich. Wenn wir Liebe in dieser Form umsetzen, dann sind wir freie Wesen, denen niemand mehr etwas wegnehmen, schaden oder antun kann. Liebe ist die Lösung aller Probleme des Menschen. Liebe ist maximales Interesse für den anderen. Warum ist Interesse für Liebe wichtig?

Liebe muss maximales Interesse für den anderen haben. Auch die menschliche Liebe ist in der Lage, großes Interesse in Bezug auf den anderen zu zeigen. Dabei handelt es sich aber um Interesse *am* anderen, nicht *für* den anderen. Jede Mutter liebt ihr Kind. Doch will sie etwas von ihrem Kind oder will sie nichts? Wir wissen, dass Mütter ihr Leben für ihre Kinder lassen würden, weil sie an ihnen hängen. Wenn die Kinder jedoch nicht das tun, was von ihnen erwartet wird, greifen Mütter häufig ein. Die große Mehrheit meiner Patienten sagt, sie haben bzw. hatten eine dominante Mutter. Mütter sind fähig, Kinder zu zwingen und zu konditionieren. Aber kein Mensch mag es, konditioniert zu werden.

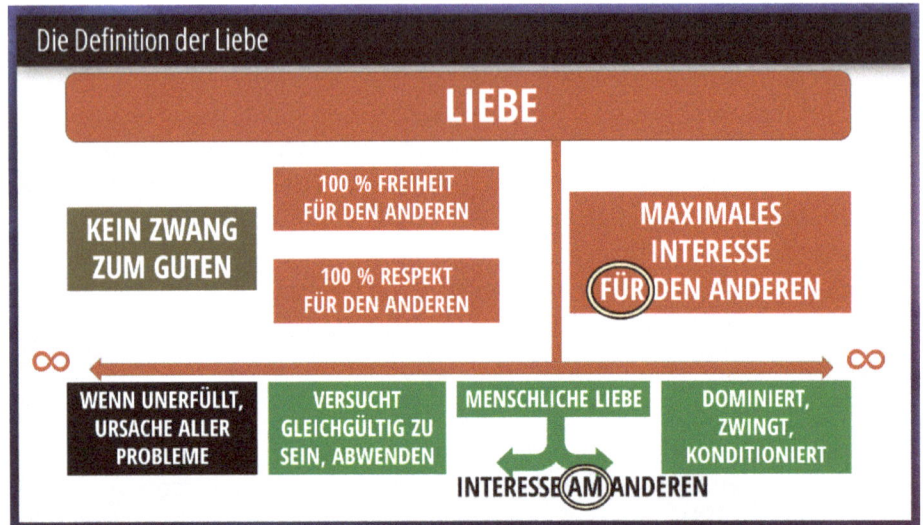

Die Definition der Liebe

Der Mensch kann von sich aus ein immenses Interesse am anderen haben – schließlich braucht er ihn für seine Liebe. Folglich kann er die andere Person auch nicht loslassen. Liebe ist nur dann wirklich Liebe, wenn das Interesse *für* den anderen und nicht *am* anderen besteht. Das ist nur möglich, wenn die Liebe dem anderen 100 % Freiheit gibt und ihn zu 100 % respektiert.

Wäre es schön, mit jemanden zusammen zu leben, der eine solche Liebe ausübt? Jemand, der bereit ist, sein Leben für mich zu geben, mir aber die völlige Freiheit lässt, zu tun und zu lassen, was ich will? Das wäre eine perfekte Beziehung. Was glauben Sie, ist schwerer: maximales Interesse für jemanden zu zeigen oder vollständige Freiheit zu lassen? Wenn die menschliche Liebe nicht mehr zwingt und konditioniert, versucht sie, gleichgültig zu sein und wendet sich äußerlich ab. Innerlich besteht der Wunsch, den anderen zu beherrschen, aber meistens fort. Die wirkliche Liebe dagegen kennt keinen Zwang zum Guten.

Warum müssen Menschen andere Personen eigentlich zum Guten zwingen? Geht es wirklich um die Sicherheit oder das Wohl des anderen oder eigentlich doch um das eigene Ziel oder den eigenen Schutz? Begründet wird eine Vorschrift oder Regel oft mit der Verantwortung des Einzelnen gegenüber der Allgemeinheit und der Liebe zum Mitmenschen. Aber die Definition der Liebe zeigt: Jeder, der Zwang und Gewalt anwendet, steht außerhalb der Wahrheit. Wirkliche Liebe setzt keine Anreize zu irgendeinem Verhalten, sie konditioniert nicht. Konditionierung ist Manipulation.

Bei meinen Patienten konnte ich durchgängig feststellen, dass alle ihre Probleme und Krankheiten daraus entstehen, dass sie keine Freiheit geben können. Jedenfalls können die allermeisten Menschen keine Freiheit mehr gewähren, sobald die Dinge sich nicht nach ihren Vorstellungen entwickeln.

Ich bin jetzt über 40 Jahre verheiratet und übe immer noch, meiner Frau ihre Freiheit zu lassen. Wenn ich anderen alle Freiheit gebe, wie viel Freiheit habe ich dann selbst? Die volle Freiheit. Wenn ich dagegen Freiheit verweigere und z. B. versuche, über andere zu bestimmen, werde ich krank und bekomme Schmerzen.

Die Liebe macht uns selbst komplett frei, wenn wir sie in der richtigen Weise ausüben. Man erhält Freiheit, wenn man Freiheit gibt. Wenn man sie nicht geben kann, hat man selbst keine Freiheit. Denn dann ist man von der Person abhängig, der man die Freiheit und damit die Liebe versagt. Deshalb werde ich von Menschen, die ich in der richtigen Weise liebe, immer unabhängig sein. Das ist die Bedingung. Liebt man auf menschliche Weise, wird man es dann wirklich geschehen lassen, wenn der andere etwas Falsches tut, z. B. wenn er Geld verschwendet? Die Prüfung, ob die Liebe die wirkliche Liebe ist, stellt sich bei der Frage nach der Freiheit. Wo die Freiheit fehlt, besteht die Abhängigkeit vom anderen, denn ich will offenbar etwas von ihm. Eine Liebe mit maximalem Interesse bei gleichzeitiger Freiheit für den anderen beweist: Derjenige, der eine solche Liebe erzeugt und gibt, muss unabhängig sein. Wirklich unabhängig ist jedoch nur einer: Gott, der Schöpfer.

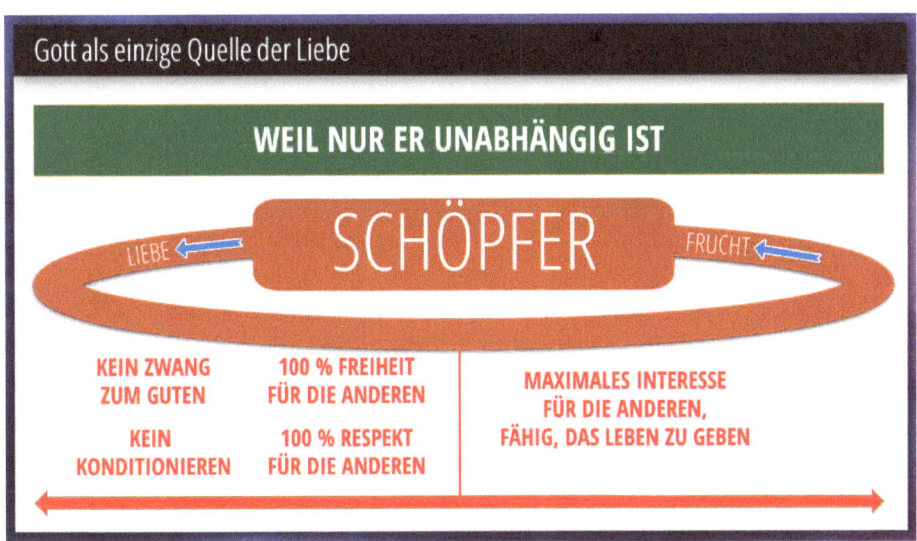

Weil allein Gott unabhängig ist, kann Er seine Liebe jedem Geschöpf unbegrenzt zur Verfügung stellen. Jeder kann sie ausüben, indem er die Liebe zuerst nimmt und dann weitergibt. Dabei ist dem Menschen freigestellt, wohin er die Liebe gibt – aber ihre Aufnahme, Umsetzung und Weitergabe als solche ist dennoch eine Bedingung für das eigene Leben.

Essen Sie freiwillig oder werden Sie dazu gezwungen? Ich selbst esse gerne und vermute, die allermeisten Menschen tun dies auch. Normalerweise denkt man nicht: Ach wie schade, ich muss schon wieder essen. So ist auch die Liebe etwas, was ich gerne aufnehmen und umsetzen muss, weil ich ein Geschöpf bin. Die Liebe ist gleichzeitig das Element, welches mir die Kraft für mein ganzes Leben gibt. Diese Art von Liebe kann ich nur an einer einzigen Stelle finden – bei Gott, dem Schöpfer.

Wie auch immer unsere Sicht auf Gott ist: Es kann nur einen einzigen Gott – eine einzige Liebesquelle – geben. Mit mehr als einer Quelle wäre das Grundgesetz des Universums nicht mehr gültig. Gott ist nur einer und da er Geist ist, ist er zwingend eine Person.

15. Vererbung und Erziehung – wovon sind unsere Kinder abhängig?

Dadurch, dass ich auch zahlreiche Kinder untersucht und beraten habe, konnte ich viele Dinge lernen. Warum läuft Kindern die Nase? Wieso bekommen sie nervöse Ticks?

Fall 14: Eine Familie kam mit ihrer 10-jährigen Tochter zu mir, weil sie sich seit vier Jahren sehr auffällig räusperte. Weder die Entfernung von Polypen noch eine psychologische Betreuung oder alternative Praktiken hatten dagegen geholfen. Das Kind war nun in der 3. Klasse und räusperte sich alle zwei bis drei Minuten. Die Mitschüler lachten die ganze Zeit darüber.

Im Falle von nervösen Ticks ist die Ursache ein spezieller Liebesmangel, nämlich das Fehlen von Sicherheit. Ein Kind braucht 100 % Sicherheit. Woher nimmt das Kind die Sicherheit? Von den Eltern. Nachdem ich ein intensives Gespräch mit den Eltern hatte, war das Räuspern drei Tage später verschwunden. Wie war das möglich? Es liegt daran, dass unsere Krankheiten nichts anderes als ein Zeichen für etwas sind. Als der Geist des Kindes gemerkt hat, dass sein Signal, dass ihm Sicherheit fehlt, angekommen ist und der Geist dieses Problem als gelöst bewertet hat, konnte er das Räuspern stoppen und die Krankheit war erledigt.

Wie funktioniert ein Kind? Zunächst etwas zu seiner Entstehung: Das Kind entsteht aus zwei Keimzellen. Dabei kommt die eine von der Mutter und die andere vom Vater. Diese Zellen treffen sich in einem Hohlraum, im Eileiter. Genau genommen geschieht dies nicht *im*, sondern *am* Körper der Mutter. Die beiden Keimzellen mit halbem Chromosomensatz verschmelzen miteinander. Weil Zellen nichts von alleine tun können, muss mit ihnen auch ein Geist verbunden sein, den man allerdings nicht sehen kann. Das Kind entsteht zur Hälfte aus der Erbinformation der Mutter und zur anderen Hälfte aus derjenigen des Vaters. Das gilt auf körperlicher Ebene für die Zellen und auf geistiger Ebene für den Geist des Kindes. Der Geist des Kindes bildet sich jeweils zur Hälfte aus dem Geist des Vaters und dem Geist der Mutter heraus.

Die verschmolzene Zelle beginnt zu wachsen, fängt an, sich zu teilen und bewegt sich in die Gebärmutter. Wer dockt nun an wen an? Nach dem Naturgesetz ist es immer derjenige, der etwas braucht, der sich an jemand anderen hängt. Folglich ist es das entstehende Kind, welches sich an die Mutter bindet. Über die Nabelschnur und die Plazenta, die Teile des Körpers des Kindes sind, bindet sich das Kind an die Gebärmutter der Mutter, um sich zu versorgen, also um zu *nehmen*. Die physische Nabelschnur betrifft die Chemie, die Nahrung und den Sauerstoff. Das Kind ist zu 100 % abhängig vom Körper der Mutter. Hat es eine Wahl, sich den Körper auszusuchen? Nein, eine Wahl hat es natürlich nicht. Wie sieht es mit der Mutter aus? Ist die Mutter unabhängig oder muss sie auch irgendwoher nehmen? Die Bedürfnisquelle der Mutter ist die Natur. Die Mutter isst das, was die Natur bereitstellt und das Kind nimmt von der Mutter. Wenn nun die Mutter Alkohol trinkt, wird auch das Kind betrunken. Da die Mutter die einzig mögliche Quelle des Kindes ist, sollte sie darauf achten, nichts aufzunehmen, was ihrem Kind schaden kann.

Wie sieht es mit der geistigen Bindung des Kindes aus? Auf geistiger Ebene ist eine Bindung ebenso unverzichtbar wie auf physischer Ebene. Vom Zeitpunkt der Zeugung an bindet sich der Geist des Kindes an den Geist der Mutter, noch bevor der Embryo in die Gebärmutter kommt. Dabei hat der Geist des Kindes keine Wahl. Er muss nehmen, er muss also vertrauen. Nur so ist der Geist des Kindes in der Lage, seinerseits zu geben. Der Geist muss den elektrischen Strom in Gang setzen und steuern, den der Embryo zum Leben und zum Wachsen benötigt. Der Geist des Kindes nimmt über eine Art geistige Nabelschnur vom Geist der Mutter und baut das Körperchen in den ersten drei Monaten zusammen. Nach dieser Phase des Aufbaus wächst das Kind noch lange weiter, verändert sich aber strukturell nicht mehr.

Der Geist steuert alle Prozesse für den Aufbau und das Wachstum des Kindes. Erlebt die Mutter zu großen Stress – in Form von unfreien Gedanken – dann baut der Geist des Kindes den Körper nicht vollständig richtig zusammen. Dann können einzelne Körperteile oder Gefäßverbindungen fehlen. Deshalb sollte die werdende Mutter nicht nur wissen, was sie richtigerweise isst und trinkt, sondern auch, wie und was sie idealerweise denken sollte. Wer steuert die Gedanken der Mutter? Gibt es für sie ebenfalls eine Bedürfnisquelle, von der sie nimmt? Sicherlich, sie muss auch jemandem vertrauen. Vertraut sie dem Ehemann oder vertraut sie den eigenen Eltern?

Die meisten Menschen bleiben ihr Leben lang an die eigene Mutter gebunden. Eine ältere Patientin sagte zu mir mit großem Ärger: „Mein Mann ist jetzt 70 Jahre alt, seine Mutter ist über 90 Jahre alt und er hört trotzdem immer noch auf sie!" Wegen ihrer immer noch vorhandenen Bindung sagen viele Sterbende in ihren letzten Augenblicken, dass sie jetzt zu ihrer Mutter gehen.

Wie geht es mit dem Kind im Mutterleib weiter? Nach 9 Monaten wird das Kind geboren. Ab dem Zeitpunkt bindet es sich an zusätzliche Bedürfnisquellen. Das Stillen des Babys hat seine Zeit und anschließend ernährt sich das Kind weniger bzw. gar nicht mehr vom Körper der Mutter. Allgemein gilt dabei, dass die Quelle immer größer sein muss als die Person, die etwas braucht. Solange der Körper der Mutter groß genug ist, das Kind vollständig zu versorgen, reicht die Mutter aus. Nach den 9 Monaten im Mutterleib ist das jedoch nicht mehr der Fall. Ab der Geburt atmet das Kind selbst.

Welche Abhängigkeit besteht auf der geistigen Ebene? Wieso hatte das Mädchen im Fall 14 ein nervöses Räuspern? Ist der Auslöser beim Kind oder bei der Mutter zu finden? Das Kind hat keine Wahl. Über seinen Tick äußert es einen geistigen Mangel. Es ist geistig an die Mutter gebunden und nimmt von ihr. Diese Bindung lässt sich experimentell nachweisen. Zwar sieht man den Geist nicht, aber man kann den elektrischen Strom messen, den er auslöst. Misst man gleichzeitig die Gehirnströme von Mutter und Kind, zeigt sich die Abhängigkeit des Kindes.[14] Immer, wenn die Mutter ihren Hirnstrom verändert, folgt das Kind innerhalb kürzester Zeit und verändert seinen Stromfluss ebenfalls. Der Zusammenhang zwischen dem Gehirnstrom der Mutter und dem des Kindes lässt sich über eine gewisse Entfernung hinweg beobachten. Wird die Distanz aber zu groß, dann wird die geistige Nabelschnur quasi unterbrochen.

Wie lange sollte das Kind seine geistige Nabelschnur zur Mutter aufrechterhalten? Nach der Geburt ist das Kind natürlich kein fertiger Mensch. Für seine Entwicklung und Gesundheit in seinen ersten Jahren ist entscheidend, wie es der Mutter geht. Deshalb sollten Mutter und Kind die ersten sieben Jahre nicht voneinander getrennt werden. Überall in der Tierwelt – jedenfalls bei Säugetieren – bleiben Muttertier und Junges eine gewisse Zeit zusammen, bei Bären sind es beispielsweise drei Jahre. Einzig der vernunftbegabte Mensch gibt sein eigenes Kind manchmal schon nach Wochen weg und weiß nicht, welche Schäden er damit beim Kind anrichtet.

Auf geistiger Ebene lässt sich das vorzeitige Trennen des Kindes von der Mutter mit dem Herausholen eines Fisches aus dem Wasser vergleichen. Viele Krankheiten, auch wenn sie erst viel später auftreten, haben ihren Ursprung in der Kindheit. Das kann ich aus vielfacher Beobachtung sagen. Die Not meiner Patienten kommt oftmals aus dieser frühen Lebensphase, weil Eltern nicht verstanden haben, welche Bedürfnisse ihr Kind hat. Ich möchte Müttern, die hierüber nicht in Kenntnis sind oder waren, keine Gewissensbisse einreden. Dennoch will ich die Dinge so beschreiben, wie sie tatsächlich sind, weil es für jeden Menschen wichtig ist, sie zu erfahren.

Dann kommt irgendwann der Zeitpunkt, an dem das Kind geistig nicht mehr an der Mutter hängen sollte. Das Kind muss eines Tages seine Bedürfnisquelle ändern, denn die Mutter ist als Quelle nicht mehr ausreichend. Doch wenn die Mutter für sich selbst nicht versteht, dass ihr Ehemann oder andere Menschen nicht die richtige Bedürfnisquelle für ihren eigenen Geist sind, wie soll es da ihr Kind verstehen? Nur

[14] Turk, E., Vroomen, J., Fonken, Y., Levy, J., van den Heuvel, M. (2022): In sync with your child: The potential of parent-child electroencephalography in developmental research. Wiley. Developmental Psychobiology, Special Issue, 1-16.

wenn der Schöpfer als Bedürfnisquelle an die Stelle von Menschen tritt, werden die geistigen Bedürfnisse in der richtigen Weise erfüllt. Idealerweise sollte sich das Kind mit 12 Jahren geistig an Gott gebunden haben. Es sollte geistig nur noch von Gott nehmen und nicht mehr in geistiger Abhängigkeit zur Mutter oder zu anderen Menschen stehen. Wäre das Kind ab diesem Zeitpunkt vollständig an Gott gebunden, wäre es in geistiger Hinsicht völlig selbständig. Wäre das nicht phantastisch? Die Mutter hätte alles richtig gemacht und könnte das Kind frei lassen.

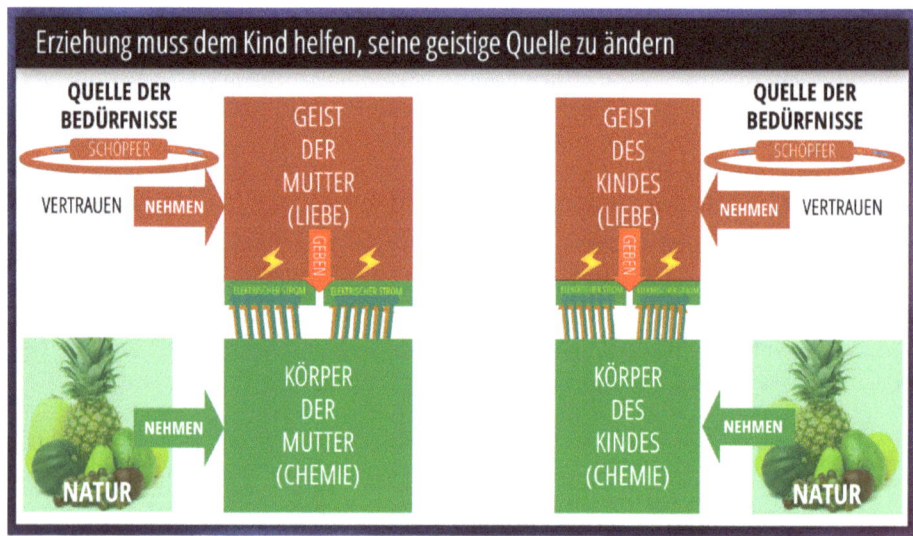

Wenn wir uns umsehen, bemerken wir aber häufig das Gegenteil. Die meisten Mütter können ihre Kinder nicht loslassen. Mütter sind häufig sehr „liebe" Mütter. Wenn das Kind heiratet, würden einige nach Möglichkeit in ein Kämmerlein neben dem Schlafzimmer des frisch gebackenen Ehepaares einziehen.

Faszinierenderweise konnte ich feststellen, dass letztlich alle Menschen immer dieselbe Geschichte erzählen. Denn alles Erlebte führt auf dieselbe Ursache zurück, die falsche Identität. So verhält sich auch das Kind gemäß seiner angeborenen falschen Identität „Ich bin Gott." Es bindet sich neben der Mutter auch an andere Personen, wie den Vater, die Großeltern, die Geschwister oder die Freunde. Es bindet sich in allen Beziehungen nur zu einem Zweck, nämlich um zu nehmen. Es nimmt alle Dinge auf wie ein Schwamm. Gleichzeitig bleibt es fest in dem Irrtum, die anderen Menschen müssten es lieben.

Das Kind fordert seine Liebe ein. Die Kinder leben im Anspruch an die Eltern, geliebt zu werden. Die Krankheiten kommen, weil dieses Bedürfnis nicht oder nicht vollständig erfüllt wird. Am meisten erwartet das Kind die Liebe von der Mutter und vom Vater, aber auch von der Oma oder anderen Bezugspersonen. Wächst das Kind christlich auf, kommt oft auch noch Gott hinzu, von dem das Kind ebenfalls Liebe fordert. Dieses Fordern von den anderen beruht darauf, dass man selbst als Gott an oberster Stelle steht. Als ich die Lebensgeschichten vieler Menschen hörte, erkannte ich, dass letztlich alle gleich denken und sich jeder Mensch höherstehend als seine Mitmenschen ansieht.

Eine Frage bleibt offen: Wieso haben wir alle dieselbe falsche Identität? Um diese Frage zu klären, möchte ich das Erbgesetz betrachten. Alles, was wir sind, ist ohne Zweifel geerbt. Woher kommt „Leben" und woher kommen alle Menschen auf der Erde? Neues Leben kann nur aus vorhandenem Leben entstehen. Da wir lebendig sind, können wir nur von etwas Lebendigem abstammen. Das gilt natürlich genauso für unsere Eltern, unsere Großeltern usw. Wo kommen alle Menschen her? Wir sind eine Spezies, wir haben alle dieselbe Struktur. Die Funktionen und Grundbedürfnisse aller Menschen sind identisch. Zusätzlich haben wir die schon beschriebene geistige Gemeinsamkeit: Wir alle unterliegen demselben Irrtum einer falschen Identität.

Heute leben über 8 Milliarden Menschen auf der Erde. Wo ist der Ursprung, wenn wir die Generationen zurück gehen?

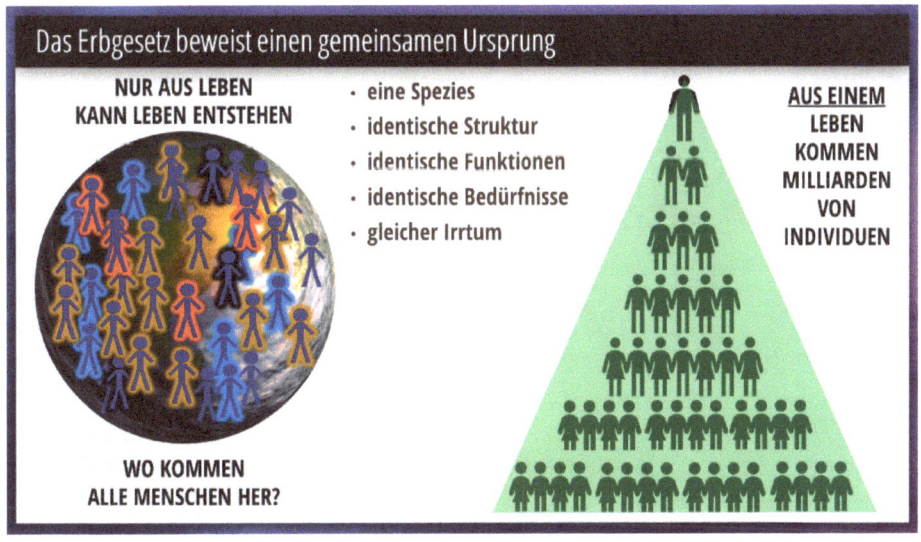

16. Ein Neues Leben – die einzige Lösung für das Problem des Menschen

Wir Menschen stammen alle aus einem Leben, obwohl wir unterschiedliche Individuen sind. Es gibt keine Ausnahme. Wir *alle* haben einen einzigen Ursprung und dieser liegt in der Schöpfung. Das Gesetz der Vererbung wurde ebenfalls bei der Schöpfung festgelegt. Die Bibel zeigt uns, dass Gott am Anfang ein einziges menschliches Individuum geschaffen hat: Adam. Durch den biblischen Bericht im 1. Mose 2 wissen wir, wie anschließend Eva aus Adam entstanden ist. Gott entnahm eine Rippe aus Adam und formte Eva daraus. Adam und danach auch Eva mussten sich geistig an Gott binden. Damit lebten beide in der richtigen Identität als Geschöpf. Alle Kinder, die in diesem Zustand aus Adam und Eva entstanden wären, hätten Adams dauerhaftes Leben geerbt und hätten damit ebenfalls unendlich weiterleben können.

Adam war geistig an Gott gebunden und besaß die richtige Identität: „Ich bin Geschöpf." Aus Adam entstanden alle anderen Menschen. Der Mensch sollte nach Gottes Plan ewig, also zeitlich unbegrenzt leben und sich vermehren.

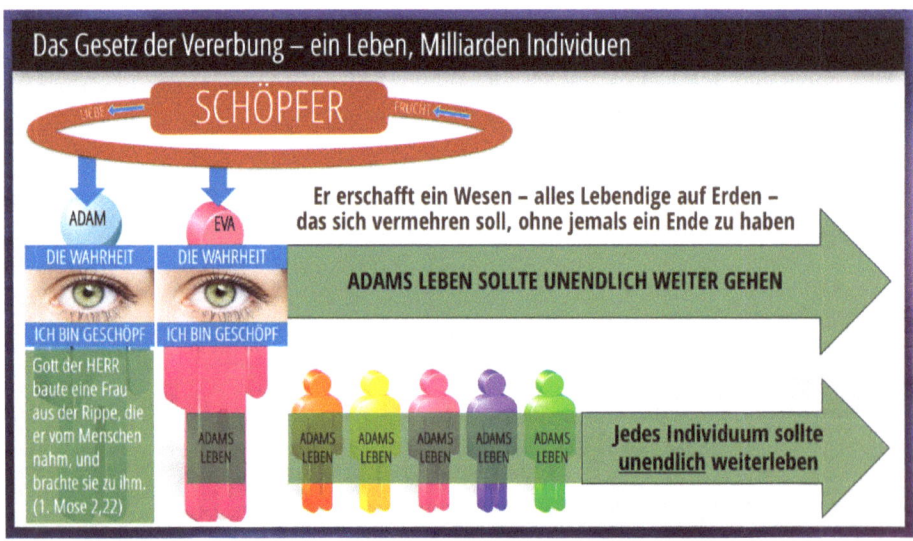

Aber es ist anders gekommen. Adam und Eva täuschten sich selbst durch die Annahme, sie könnten ihre Identität ändern und Gott gleich werden. Durch diese Selbsttäuschung kam es zur Trennung von Gott. Da die geistige Abhängigkeit von einer Liebesquelle fest in die Funktion des menschlichen Geistes eingebaut ist, wurden sie zwangsläufig einer vom anderen geistig abhängig. Sie konnten ihr Vertrauen nicht mehr auf Gott und sein unveränderliches Gesetz legen. Sie konnten Gottes Wort nicht mehr glauben. Somit setzten sie beide ihr Vertrauen und ihren Glauben auf den jeweils anderen. Allerdings sehen sich die Menschen durch den Selbstbetrug als geistig unabhängig an. Sie leben in einer eingebildeten Blase und befinden sich im Glauben, sie würden frei denken. Sie bemerken nicht, dass alle ihre Gedanken nur von dem abhängig sind, was andere Menschen sagen oder tun. Ich konnte diesen Selbstbetrug anhand der körperlichen Krankheit feststellen, weil krank sein die falsche geistige Abhängigkeit offenbart.

Die Liebe, die der Mensch unbedingt braucht, kann er immer nur aus der Quelle holen, die von Beginn der Welt an dafür bestimmt ist. So wie Gott von vornherein festgelegt hat, woher wir unseren Sauerstoff holen – aus der Luft und nicht aus dem Wasser – hat er auch festgelegt, womit und wo wir ausschließlich unsere geistigen Bedürfnisse stillen können. Wenn wir trotzdem versuchen, tief Luft zu holen, während wir unter Wasser sind, dann wird das nicht gut ausgehen. So ist es auch mit der geistigen Abhängigkeit: Holen wir uns unsere Liebe von den Menschen, dann ist das so wie Luft holen aus dem Wasser.

Einem Menschen diesen schlimmen Zustand des Selbstbetruges bewusst zu machen ist sehr schwer, weil wir in der Medizin und in der Wissenschaft insgesamt den geistigen Aspekt der Krankheitsentstehung nicht deutlich genug vor Augen haben.

Mit der Erkenntnis des Selbstbetruges – dass der Mensch glaubt, er sei Gott – wird nachvollziehbar, woraus sich die ganzen Lehren, die Gott verleugnen, ableiten. Aber auch die Menschen, die Gott nicht offen verleugnen, wissen nicht, wozu sie Gott brauchen. Die Religionen sind leider kein Verweis auf die Liebe des Schöpfers, sondern zeigen eher ein Bild eines beherrschenden und diktatorischen Gottes. Somit kann man sagen, dass sich letztlich alle Menschen in einem Konflikt mit Gott befinden. Sie können nicht mehr in seine Nähe kommen. Der Mensch versucht daher seit Tausenden von Jahren und auf vielerlei Weise, die fehlende Nähe Gottes zu ersetzen. So hoffen viele Menschen, in Religionen oder Ideologien eine Lösung für ihr Problem zu finden. Egal ob Buddha oder Marx, Konfuzius oder Gandhi, es geht immer darum, das menschliche Problem auf irgendeine Art zu lösen. Damit wird aber der Selbstbetrug einer falschen Identität nicht korrigiert.

Das Leben Adams, aus dem wir alle kommen, ist endgültig von Gott getrennt. Damit sind wir nicht mehr dauerhaft lebensfähig und müssen sterben. Gäbe es keine Möglichkeit, aus diesem faktisch toten Zustand heraus zu gelangen, ihn auszutauschen, um in ein zeitlich unbegrenztes Leben zu wechseln, wären wir gar nicht am Leben.

Lässt sich in einem Menschen, der irrtümlich meint, dass er selbst ein Gott ist, eine Umkehr bewerkstelligen?

Fall 15: In Myanmar traf ich einen buddhistischen Mönch. Er war etwa 50 Jahre alt, hatte eine extrem vergrößerte Schilddrüse mit Überfunktion und große Herzprobleme. Kein Medikament half ihm. Vor 10 Jahren hatte sich seine Frau von ihm getrennt und die Kinder mitgenommen. Daraufhin versank er in Depressionen und im Glücksspiel. Nach einiger Zeit hatte er das gesamte Geld seiner Eltern verspielt, etwa 60.000 US-Dollar. Das war ein Vermögen, denn in Myanmar verdienten die Leute nur ca. 1 Dollar pro Tag. Nachdem er das Geld verspielt hatte, fiel er in tiefe Gewissensbisse, weil er mit seinem Handeln seine Eltern ruiniert hatte. Er wurde Mönch, meditierte viel und suchte vergeblich seinen Frieden.

Was machte diesen Menschen krank? Wer verursachte die Probleme in seiner Schilddrüse? Die Antwort ist: Er selbst! Sein Geist steuert seinen ganzen Körper einschließlich Schilddrüse und Herz. Sein Geist war betrübt und er sah keine Lösung für sein Problem. Er war geistig von der Liebe seiner Frau und seiner Kinder *abhängig*. Als er diese Liebe verlor, sah er keinen Ausweg mehr, außer sich irgendwie gute Gefühle durch das Glücksspiel zu verschaffen. Das Glücksspiel war der Liebesersatz. Nicht das Spiel selbst, sondern die Menschen, mit denen er spielte. Aber auch die waren weg, als das Geld ausging. Er war sich nicht bewusst, dass er sich damit nur noch tiefer in die Not brachte. Seine körperliche Krankheit war ein Spiegel seiner falschen geistigen Abhängigkeit. Sein Geist hatte keine Lösung. Auch das Mönchtum und die Meditationen brachten ihm keine Heilung. Was habe ich ihm als Lösung angeboten? „Sie brauchen ein Neues Leben mit einer Neuen Identität."

Wieso ein Neues Leben mit einer Neuen Identität? Weil das alte Leben sich für die Befriedigung der geistigen Bedürfnisse nur an Menschen – mitunter auch an Tiere – binden kann. Es hat die Fähigkeit eingebüßt, sich in der Identität „Ich bin Gott" geistig an Gott zu binden. Bestünde diese Möglichkeit, bräuchte es auch kein Neues Leben mit einer Bindungsstelle nur an Gott. Alle Probleme des Menschen lassen sich zusammenfassen in einer einzigen Frage: Von wem bin ich geistig abhängig? Die Abhängigkeit von Gott ist physiologisch, normal und es gibt auch keine Alternative dazu.

Wir haben schon gesehen, dass es hinsichtlich der Bedürfnisse und der Bedürfnisquellen keine Wahl gibt. Sobald dem Menschen die Quelle für die Erfüllung seiner Bedürfnisse verloren geht, kann er nicht weiterleben. Hat er keinen Zugang mehr zu Süßwasser, muss er sterben. Genauso kann er nicht existieren, wenn er keinen Zugang zu einer Liebesquelle hat. Dass wir überhaupt für eine kurze Zeit leben, obwohl wir getrennt von der einzig richtigen Liebesquelle – Gott – sind, ist allein Seine Gnade, damit wir aus dem alten Leben in das Neue Leben kommen können. Verpasst der Mensch die zeitlich begrenzte Möglichkeit, seinen Zustand zu begreifen und zu ändern, bleibt ihm nur die Inexistenz, der ewige Tod, übrig.

Das alte Leben Adams und damit die geistige Bindung an Menschen erben wir von unseren Eltern, die ja beide von Adam abstammen. Ohne eine Wahl binden wir uns an die Mutter, den Vater und später an den Ehepartner und die Kinder etc. Die von jedem Menschen unbedingt benötigte Bindung an Gott ist im alten Leben Adams jedoch nicht mehr möglich, sie ist und bleibt seit dem Sündenfall blockiert. Diesen Mangel kann der Mensch von alleine nicht einmal erkennen.

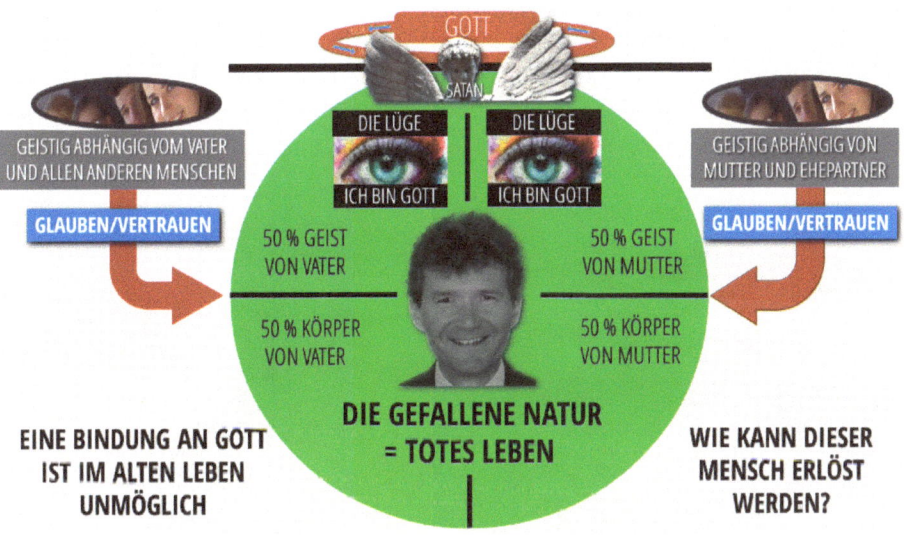

Somit sind unsere Krankheiten und Symptome ein Hinweis und eine Warnung zugleich, dass wir an die falsche geistige Bindungsstelle (an andere Menschen anstelle von Gott) angebunden sind, damit wir diese überhaupt als falsch erkennen können. Als Folge davon bekommen wir die Wahl, den Irrtum des alten Lebens aufzugeben und uns stattdessen mit der Wahrheit des Neuen Lebens an die wahre Liebes- und Lebensquelle zu binden.

Woher kommt das Neue Leben? Wie wurde es geschaffen?

17. Die Erschaffung des Neuen Lebens mit der Neuen Identität

Weil das Problem der Selbsttäuschung im Geist des Menschen auftritt, kann es auch nur im Inneren seines Geistes gelöst werden. Da der Mensch dazu selbst nicht mehr im Stande war, fand Gott einen Weg, ihm zu helfen. Allerdings hat Gott den Geist so geschaffen, dass Er ihn nicht von außerhalb steuern kann. Der Geist muss sich selbst von innen heraus durch Vertrauen an die richtige Liebesquelle binden. Dies kann der menschliche Geist in seinem Irrtum aber nicht mehr vollziehen, weshalb Gott selbst in das Leben des Adam einen Menschen zeugte.

Die Zeugung Jesu in der Maria durch den Heiligen Geist war der einzige Weg, um dem Menschen einen Ausweg zu ermöglichen. Entsprechend dem Erbgesetz erbte Jesus die Wahrheit über sich selbst, die wahre Identität – Ich bin ein Sohn des Vaters – durch die Zeugung vom Vater. Durch die Wahrheit über sich selbst band sich der Embryo an Gott. Damit war die Hürde genommen, die ein von einem irdischen Vater gezeugtes Kind niemals hätte überwinden können. Der Mensch, Jesus, war mit seinem Vater verbunden. Er war in der richtigen physiologischen Bindung.

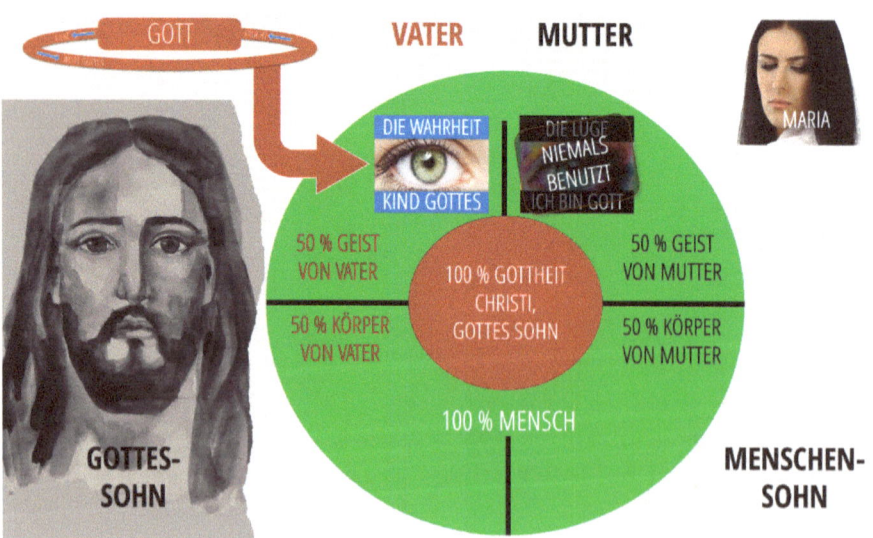

Entsprechend dem Erbgesetz erbte Jesus jedoch auch den Irrtum von seiner Mutter Maria. Er nutzte diese falsche Identität jedoch *nie*, sondern musste sie in sich aufheben, bekämpfen und zerstören. Jesus musste in seiner Zeit auf dieser Erde der Versuchung widerstehen, in seiner Existenz als Mensch Gott sein zu wollen, *obwohl* Er im Hintergrund Gott war. Die Tatsache, dass Jesus als Gott von Ewigkeit her existiert, ist dabei wichtig zu verstehen. Jesus überzog seine Gottheit mit dem Menschen wie mit einem Kleid. So war sein Menschsein sichtbar und seine Gottheit verborgen. Damit ist Jesus auf der einen Seite der Gottessohn und von Seiten der Maria – und damit von Adam her – ist er der Menschensohn.

Somit lebte Jesus 33½ Jahre auf Erden. Er wurde immer wieder provoziert, Dinge zu tun, die seine Identität als Kind Gottes nicht zuließ.[15] Er hätte seine wahre Identität anzweifeln müssen, um auf die vielfachen Angriffe und Täuschungsmanöver einzugehen. Die Möglichkeit dazu hätte bestanden und war das Ziel aller Versuchungen Jesu, um die Erlösung des Menschen zu verhindern.[16] Jesus stellte aber niemals seine Identität als gezeugtes Kind seines himmlischen Vaters in Frage. Dadurch konnte ihn auch niemand zu irgendeiner falschen Tat verführen. Jesus blieb in der Bindung zu seinem Vater, bis er am Kreuz seinen Geist aufgab.

Es war Jesu Mission, in sich selbst durch die Verbindung zu seinem Vater und in einer Zusammenarbeit mit dem Vater den Irrtum im Geist des Menschen offenzulegen, zu bekämpfen und auszulöschen. Jesus entfernte die sündige Natur, die falsche Identität, in sich selbst. Diese wurde vollständig beseitigt, als er am Kreuz rief: „Es ist vollbracht!" (Joh. 19,30). Jetzt war Adam, der Mensch, aus dem wir alle kommen, von der sündigen Natur befreit.

Aber dabei blieb es nicht. Der ganze Mensch musste sterben, denn Fleisch und Blut können das Reich Gottes nicht erben. Das Leben des Adam war und bleibt durch die einmalige Sünde verwirkt und tot. Der Mensch kann sich selbst nicht mehr an Gott binden und ist somit nicht mehr in der Lage, sein Leben zu behalten. Allein aus Gnade existiert der Mensch dennoch, aber nur eine begrenzte Zeit, um dem Individuum die Möglichkeit zu geben, aus dem alten Leben herauszukommen.

---

[15] Ein Beispiel dafür sind sogar die Jünger Jakobus und Johannes, die Feuer vom Himmel fallen lassen wollen, weil ein Dorf ihnen die Herberge verweigert hatte (Lukas 9,51-56).

[16] Siehe die Versuchungen Jesu durch den Teufel in der Wüste (Matthäus 4,1-11; Lukas 4,1-13).

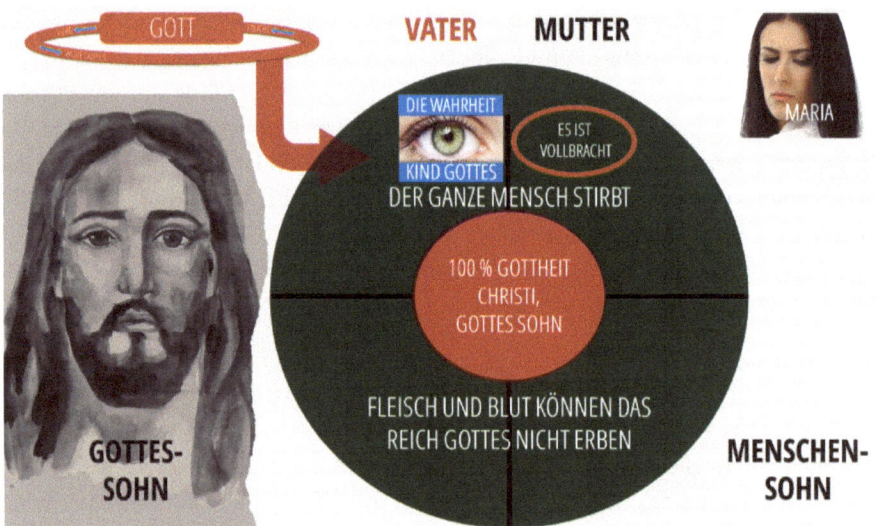

Indem Jesus in das Leben des Adam – aus dem alle Menschen leben – eingetreten ist und die Ursache jeglicher Sünde (den Irrtum „Ich bin Gott") aufgriff und in sich zerstörte, nahm Jesus die Sünden der ganzen Welt auf sich, um darüber als Richter gerecht zu richten. Jesus trug die Sünden aller jemals existierenden Menschen und starb als Sieger über die Ursache und Folge der Sünde. Dafür musste Adams Leben zu einem unumstößlichen Ende kommen, an dem es für immer aufhört. Deshalb musste Christus am Kreuz den ganzen Menschen zum Tode führen. Für unsere Erlösung war es notwendig, das alte Leben vollständig zu vernichten und aus den nun gereinigten Komponenten (Körper und Geist), aus denen dieses Leben bestand, durch die Auferstehung ein komplett Neues Leben zu schaffen.

Durch die Auferstehung am dritten Tage ist Christus der zweite Adam geworden – ein lebendig machender Geist (1. Korinther 15,45). Als Christus auferstand, mit einem unsterblichen Wesen und für immer mit Gott verbunden, wurde und ist er eine neue Kreatur. Er ist jetzt für immer in der Wahrheit. Er ist der erstgeborene Sohn Gottes. Die wunderbare Botschaft dabei ist: Wir alle werden durch den Glauben Söhne und Töchter Gottes. Das ist unsere Erlösung. Eine andere Möglichkeit für den Menschen gibt es nicht. Dieses eine Neue Leben ist alles, was wir brauchen! Nimmt der alte Mensch es im Glauben an, ist der neue Mensch Teilhaber der göttlichen Natur. Allein in Christus liegen unsere Gerechtigkeit und unsere ganze Hoffnung. Sein Neues Leben führt uns in die Gegenwart Gottes zurück.

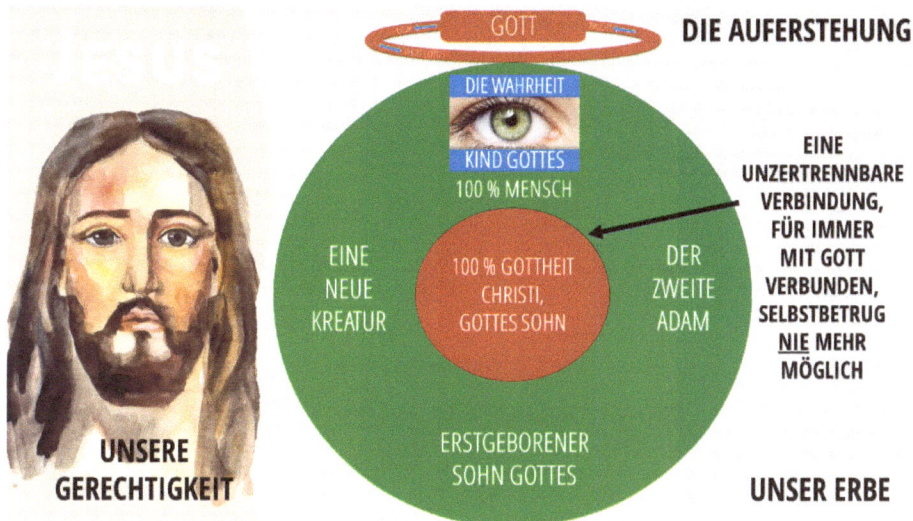

Der neue Mensch ist untrennbar mit Gott verbunden. Der Selbstbetrug ist im Neuen Leben für immer ausgeschlossen. Dies wird durch die Erlösung bewirkt. Gott hat etwas getan, damit ein Selbstbetrug nicht mehr möglich ist. Der Schöpfer hat sich untrennbar mit dem Menschen verbunden. Gott hat für das gesamte Universum eine völlige Klarheit darüber hergestellt, dass es keine Alternative zum Schöpfer gibt. Kein Verstand wird daran je wieder zweifeln oder zerbrechen können. Kein Geist wird nochmals fähig sein, sich in seiner Identität zu täuschen. Die Täuschung wurde ein für alle Mal demaskiert und allen Wesen gezeigt: Die Beziehung von Schöpfer und Geschöpf ist absolut, sie ist unveränderlich, gut und richtig.

Das durch die Auferstehung Jesu neu geschaffene Leben bietet Gott einem jeden Menschen an, damit er es durch den Glauben annimmt. Die Aufnahme dieses Neuen Lebens durch den Glauben ist die Lösung für alle menschlichen Probleme. Die Trennung von Gott, die durch den Sündenfall bei Adam und Eva begann und sich auf alle ihre Nachkommen auswirkt, kann der Mensch aus eigener Kraft nicht rückgängig machen. Eine Rückkehr zu Gott ist uns unmöglich – was bedeutet, dass wir sterben müssen. Der einzige Ausweg ist, das Leben Jesu im Glauben anzunehmen.

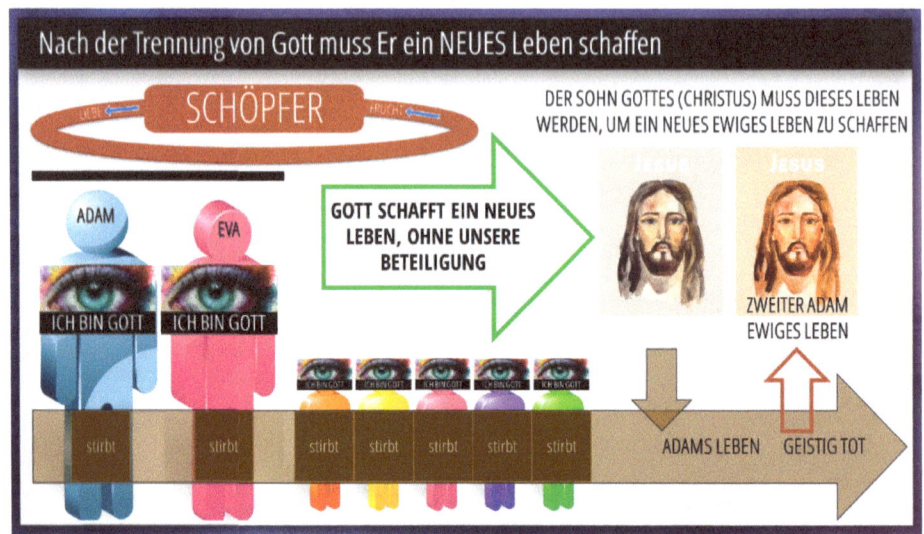

Wir brauchen für die Erlösung sowohl sein irdisches Leben als auch das Neue Leben, das Er geschaffen hat, als Er als zweiter Adam aus dem Grab kam. Das bedeutet für mich persönlich Vergebung aller meiner Sünden und den Eintritt in ein Neues Leben – in Sein Leben, das Leben Jesu. Hierbei spielt der Heilige Geist eine wesentliche Rolle. Er kann uns das Leben Jesu durch den Glauben und die notwendige geistige Neugeburt erschließen. Der Heilige Geist muss am Herzen eines jeden Menschen arbeiten, er schafft das Wollen und auch das Vollbringen.

Die Frage ist: Wie kann der Mensch das Neue Leben annehmen und erlangen, damit er befreit leben kann?

18. Die Befreiung des Menschen aus der angeborenen Not

Die Natur des geschaffenen Menschen zeigt deutlich, wie die persönliche Befreiung ausschließlich ablaufen muss: Weil ein Geist sich nur von innen steuern kann, kann auch nur jedes Individuum das von Gott geschaffene Neue Leben für sich selbst annehmen. Es steht wie ein Medikament oder ein Heilmittel bereit, muss aber von jedem Einzelnen aufgenommen werden. Wenn der Mensch es jedoch nicht durch den Glauben aufnimmt und es damit zu seinem Leben macht, dann war für ihn persönlich die Erschaffung des Neuen Lebens von Seiten Gottes vergeblich.

Befreiung und Erlösung vom angeborenen Irrtum ist nur in einer Zusammenarbeit mit Gott möglich. Gott erschuf das Mittel, die Anwendung unterliegt dem Einzelnen. Somit trägt der Mensch selbst die Verantwortung, ob er befreit wird. Niemand kann an seiner Stelle etwas in ihm tun, außer der Mensch selbst. Allerdings bedarf es dazu einer gewissen Fähigkeit der Selbsterkenntnis, des Bewusstseins über die Gesetze in der Natur und der Erkenntnis der geistigen Abhängigkeit von Gott, um dies zu realisieren.

Ich möchte den Prozess der Annahme des Neuen Lebens durch den Glauben anhand meiner persönlichen Erfahrung erklären.

Bereits seit der frühen Kindheit war es meine Vorstellung, dass eine glückliche Familie zu haben die Erfüllung meines Lebens sei. So kam es, dass ich schon in jungen Jahren heiratete, damit dieser Traum schnell in Erfüllung ginge. Es kam jedoch anders als erwartet.

Mein erstes geistiges Bedürfnis ist die Harmonie. Somit war meine Erwartung an meine Ehefrau recht groß, mir gerade dieses Verlangen zu stillen. Es waren im Wesentlichen drei Bedürfnisse, deren Erfüllung ich von meiner Frau erwartete:

1. Ich wollte, dass sie mich versteht. Dass sie mein Innerstes begreift und darauf eingeht.

2. Ich wollte, dass sie mir immer aufmerksam und geduldig zuhört, wenn ich etwas zu erzählen habe.

3. Dies war ein außergewöhnlicher Wunsch, nämlich, dass sie am Morgen, wenn sie aufwacht, lächeln sollte. Als Harmoniebedürftiger lebte ich von ihrem Lächeln.

In dem Irrtum meines Herzens schien es mir selbstverständlich, dass meine Frau mir diese Bedürfnisse stillen sollte. Da meine Erwartungen jedoch nicht erfüllt wurden, war ich in der Beziehung unglücklich. Als Christ aufgewachsen hatte ich gelernt, dass die Ehe nicht einfach nach Belieben aufgegeben werden kann, sondern für ein Leben lang gilt. So fügte ich mich in diese Lage, ohne innerlich dazu zu stehen.

In der Unzufriedenheit sucht man seine Bedürfnisse mit anderen Mitteln zu befriedigen. So wurde ich filmsüchtig, vom Internet abhängig und sportsüchtig. Je unzufriedener ich mit meiner Frau war, umso stärker wurden die Süchte.

Gleichzeitig war ich in meiner Kirchengemeinde sehr aktiv, weil ich von Kindheit an Pastor werden wollte. Ich setzte mich ein, wo ich nur konnte, ohne zu wissen, dass auch diese Aktivitäten nur ein Versuch waren, den Sinn meines Lebens zu erfüllen. Ich fand jedoch nirgends meine Befriedigung. Mein Beruf als Arzt in der Klinik, meine Aktivitäten in der Kirchengemeinde, zu Hause mit der Familie, dies alles füllte mich nicht aus. Meine Erwartungen an meine Umwelt erfüllten sich nicht. Ich hatte keine Ahnung davon, wieso ich so unglücklich, getrieben und rastlos war.

Somit kam ich zum Ende des Jahres 2002, nachdem ich meinen Facharztabschluss absolviert hatte, zu dem Schluss, dass ich eine Pause brauchte und beschloss, ein Sabbatjahr zu nehmen. Es bestand der Wunsch, die familiäre Situation zu verbessern, um die Ehe weiterführen zu können.

Um das Bild unserer Familie zum Ende des Jahres 2002 deutlich zu machen, ist noch ein weiterer Aspekt zu erwähnen. In unserer Kirchengemeinde kam es 1998 zum Bruch in einer Familie mit 6 Kindern. Dabei stellte sich die Frage, was aus den verlassenen Kindern im Alter von 7-17 Jahren werden sollte. Unter Gottes Führung nahmen wir kurzentschlossen die Kinder in unsere Familie auf und wurden Pflegeeltern von 6 Kindern. Diese Situation war anstrengend, aber für mich sehr erfüllend. Ich liebte die Kinder und verbrachte viel Zeit mit allerhand Aktivitäten zusammen mit ihnen.

Diese neue Situation, obwohl bereichernd, machte mich jedoch immer noch nicht zufrieden. Der Traum von einer Frau, die mich glücklich machen sollte, war ständig in meinen Gedanken. Weil ich jedoch nicht auf die Kinder verzichten wollte, nahm ich Ende 2002 dieses Ausstiegsjahr. Ich wollte alle Mittel nutzen, um in der Familie glücklich zu werden. Ich nahm mir vor, mehr auf meine Frau einzugehen, damit diese sich ändert und wir weiter als Familie bestehen könnten.

Der Plan ging jedoch nicht auf. Bereits nach den ersten Monaten des Jahres 2003 kam ich zu dem Schluss, dass ich meine Frau nicht ändern kann. Nach den Vorstellungen, die ich damals hatte, blieb mir nichts anderes übrig als die Scheidung und die Suche nach einer anderen Frau, welche mich glücklich machen würde. In meiner Not war ich auch bereit, auf die Pflegekinder zu verzichten, nur um endlich glücklich zu werden. Ich war damals 39 Jahre alt und dachte, wenn ich es jetzt nicht tue, bleibe ich mein Leben lang unglücklich.

Mein neuer Plan war, zum Ende des Schuljahres die Trennung vorzunehmen. Ich kündigte den Mietvertrag für das Haus, in dem wir mit den Kindern wohnten. Die noch minderjährigen Kinder würden zu ihrer Mutter ziehen, ich würde zu meiner Mutter umsiedeln und meine Frau könnte ebenfalls bei ihren Eltern einziehen. Somit wäre jeder versorgt gewesen und hätte eine Bleibe gehabt.

Noch bevor die Idee zur Trennung im Sommer 2003 entstand, hatten wir eine Reise in die USA geplant, um eine Familie zu besuchen, in der die Eheleute auch Eheberater waren. Die Reise war fest gebucht und obwohl meine Entscheidung für die Trennung feststand, sind wir zum vereinbarten Termin geflogen. Nach einem ca. 3-stündigen Eheberatungsgespräch am 1. Juni 2003, in dem ich meine Position fest verteidigte und auf eine Versöhnung nicht eingehen wollte, kam mir ein Gedanke, welcher lautete: *„Wenn du auf meine Gebote achten wirst, werde Ich mich um deine Bedürfnisse kümmern."*

Es war ein ungewöhnlicher Gedanke, der mich zuerst erfreute, weil mir die Perspektive eröffnet wurde, dass ich glücklich werden konnte. Als ich weiter darüber nachdachte, wurde mir jedoch die Bedingung für die Befriedigung meiner Bedürfnisse bewusst: „Die Gebote halten". Als Christ kannte ich die 10 Gebote von meiner Kindheit auf, und in meinem Fall galt das 7. Gebot, welches sagt, man solle die Ehe nicht brechen.

Ich argumentierte in meinen Gedanken, dass ich ja in der Familie 20 Jahre zumindest körperlich treu gewesen war, aber doch nicht glücklich geworden bin. Und jetzt sollte ich in der Familie bleiben, damit ich glücklich werde? Ich verstand es nicht und so ließ ich davon ab, weiter darüber nachzudenken.

Eine Woche später saßen wir mit der Eheberaterfamilie zusammen, um uns zu verabschieden. Wir waren 10 Leute zusammen in einem Raum, meine Frau und ich mit drei von unseren Pflegekindern im Alter von 14, 16 und 18 Jahren und die Familie mit ihren drei Kindern in ähnlichem Alter. Es sollte ein kurzer Gedankenaustausch über unsere gemeinsam verbrachte Zeit sein. Während dieses Gespräches wandte sich der Familienvater mir zu und fragte plötzlich: „Bist du entschlossen"... Als ich diese Worte hörte, war ich sicher, dass er mich fragt, ob ich entschlossen bin, mich von der Familie zu trennen, weil ich das bis dahin immer deutlich kommuniziert hatte. Ohne den Rest der Frage abzuwarten, antwortete ich laut und deutlich mit einem „Ja". Allerdings war seine Frage genau anders herum gestellt: „Bist du entschlossen, bei deiner Familie *zu bleiben*?" Mein lautes und deutliches „Ja" war nicht zu überhören. Die Kinder und auch meine Frau waren erstaunt, weil sie wussten, ich war entschlossen zur Trennung, nicht zum Bleiben. Ich war in eine Zwickmühle geraten, aus der ich eine Lösung brauchte. Ich hatte zu etwas Ja gesagt, was ich gar nicht meinte.

Mir stand nur die sofortige Rücknahme des „Ja's" oder seine Annahme zur Wahl. Was mich bewogen hat, mich hinter das Ja zum Bleiben bei der Familie zu stellen, weiß ich nicht, aber ich habe es innerlich getan. In dem Moment erfüllte sich die Verheißung Gottes, dass meine Bedürfnisse befriedigt würden, wenn ich bei meiner Familie bleiben werde.

Ich kann nicht erklären, wie es geschah, aber mein großer Hunger, von einer Frau geliebt zu werden, war weg. Meine Getriebenheit und meine Rastlosigkeit nahmen ein sofortiges Ende. Ich habe einen inneren Frieden bekommen, der mich seitdem nicht verlassen hat. Alle Süchte, die mich in meinem Unglücklichsein begleitet hatten und gegen die ich bis dahin erfolglos gekämpft hatte, waren weg. Sie sind bis heute, mehr als 20 Jahre später, nicht mehr aufgetreten.

Die Erfahrung war so beeindruckend, dass ich sie nicht wirklich beschreiben kann. Mein ganzes inneres Leben war verändert worden, ich war aus einem inneren Gefängnis befreit. Auch mein Körper reagierte darauf und ich wurde geheilt von meinen jahrzehntelangen Rückenschmerzen. Meine Migräne, die ich seit dem 15. Lebensjahr hatte, ist seitdem verschwunden.

Diese Erfahrung halte ich für den Austausch des Lebens. Ich gab mein altes Leben auf, welches vom Irrtum geprägt war, dass ein anderer Mensch mich glücklich machen muss. Anstelle dessen kam das Neue Leben, das Gott in seinem Sohn geschaffen hat, in mein Herz. Es verband mich mit der Quelle der Liebe und des Friedens und somit konnten meine Bedürfnisse gestillt werden.

In der Zeit vor diesem Erlebnis hatte ich ab und an große Zweifel, ob es Gott denn wirklich gibt. Ich konnte Ihn nicht fassen und überlegte manchmal, wo Er denn sei. Diese Erfahrung gab mir jedoch einen klaren Hinweis, dass Er existiert und die Quelle allen Glückes ist.

Um meine Zweifel endgültig zu beseitigen, gab Er mir in der inzwischen 22-jährigen Erfahrung in der Praxis auch die unwiderlegbaren Beweise seiner Existenz. Das geistige Verlangen des Menschen nach Liebe, Freiheit, Gerechtigkeit, Sicherheit usw. kann nur aus Ihm und von Ihm gestillt werden. Die Erfüllung unserer geistigen Bedürfnisse erfolgt *ganz sicher* nicht über bzw. durch andere Menschen oder irgendwo in der Natur. Es ist andererseits unmöglich, dass wir offensichtliche Bedürfnisse haben, für die es keinen Weg und keine Quelle gibt, woraus sie gestillt werden können. Gott hat es so eingerichtet, dass Er allein die geistigen Bedürfnisse des Menschen erfüllen kann.

19. Was bringt das Neue Leben?

Obwohl ich immer ein Zweifler war, kam ich nun in die Lage, zu glauben. Dass auf einen Schlag alle meine geistigen Bedürfnisse gestillt waren, konnte ich mir nicht anders erklären als durch Gottes Wirken. Als Sein Kind fing ich jetzt an, diese Beziehung zu erkunden und daraus zu leben. Heute erkläre ich diesen 7. Juni 2003 als meinen Eintritt in das Neue Leben. Es begann das erste, teilweise Sterben meines Ichs, meines Irrtums „Ich bin Gott" und dessen Ersetzen mit der Wahrheit „Ich bin ein Kind Gottes".

Seit dem 7. Juni 2003 lerne ich die Liebe Gottes, zu der ich jetzt Zugang habe, umzusetzen. Zwar hat jeder Mensch die Fähigkeit zu lieben, ihm fehlt aber die Liebe, die er ja selbst nicht herstellen kann. Auf der körperlichen Ebene können wir alle leicht verstehen, dass jeder zwar die Fähigkeit hat, zu atmen, aber der Sauerstoff dafür aus einer Quelle außerhalb von sich geholt werden muss. Genauso verhält es sich auch mit den geistigen Bedürfnissen, für welche wir den Überbegriff Liebe verwenden. Aus der nun hergestellten Verbindung zu Gott kann ich jetzt lernen, Gottes Liebe weiterzugeben, auch an die Menschen, welche mir nicht liebenswert erscheinen. Dazu gehört auch, nicht mehr darauf zu warten, von anderen geliebt zu werden.

Dieser Weg zusammen mit meinem Himmlischen Vater ist ein befreiender Prozess. Was ihn aber beschwerlich macht, ist der Fortbestand von Resten des Irrtums in mir. Mein noch vorhandener Irrtum muss zunächst durch Schwierigkeiten für mich erkennbar werden, damit ich dann die Ursache – den Selbstbetrug – mit der Wahrheit über mich ersetzen kann. Dies ist der Glaubenskampf des Christen, denn ohne meine Erkenntnis über mich selbst, wo ich mich noch betrüge und wo die Wahrheit noch eine Lüge ersetzen muss, kann ich nicht komplett frei werden.

An dieser Stelle fehlt etwas im herkömmlichen christlichen Verständnis der Erlösung. Durch die Unkenntnis des Menschen über die Funktionen seines Geistes, der Selbststeuerung, des angeborenen Irrtums, sind die Christen im Wesentlichen in zwei Gruppen eingeteilt. Man kann diese Zweiteilung auch in den anderen Religionen und Ideologien sehen. Oberflächlich drücken wir dies gerne als „konservativ" und "liberal" aus. Letztendlich ist es jedoch egal, an welchem Ende der Linie man steht, ob ganz rechts oder ganz links oder auch in der gemäßigten Mitte, man ist eben auf *derselben* Linie. Man erkennt nicht den Selbstbetrug, welcher den einen in die eine Richtung lenkt und den anderen in die andere. Aber es ist trotzdem derselbe Selbstbetrug, in dem jeder unbewusst (mancher wohl auch bewusst) *das Seine* sucht. Und solange jemand denkt, er könne etwas für sich selbst tun, bricht er das Gesetz der Liebe. Denn kein Geschöpf kann etwas für sich selbst tun. Also kann es auch der Mensch nicht. Aber in dem Irrtum seines Herzens ist er überzeugt, er tue etwas für sich selbst.

Jesus kam, um das falsche „Ich bin Gott" ans Kreuz zu nageln und eine neue Kreatur zu schaffen, ein Neues Leben, welches wieder gemäß dem Gesetz der Liebe funktioniert. Ein Leben, das selbstlos ist, so wie Gott und Seine ganze Schöpfung es sind.

Ich bin geboren mit der Idee „Ich bin Gott". Alles, was ich bis zum 7. Juni 2003 getan habe, kam aus dem Egoismus. Ich habe alles für mich getan und das steht außerhalb des Gesetzes. Obwohl ich in den 39 Jahren davor auch viele äußerlich gute Werke getan habe, war die Motivation dennoch falsch. Es ging immer um mich, auch wenn manches so ausgesehen hat, als ob es selbstlos wäre. Als ich am 7. Juni 2003 meine Entscheidung traf, hat ein Austausch stattgefunden. Mein bisheriges Leben ging ans Kreuz und ich habe ein Neues Leben, das Leben Jesu, bekommen. Damit begann der Weg für mich, aus der Motivation der Liebe zu handeln.

Es ist wichtig zu verstehen: Aus dem Irrtum kann nur Egoismus kommen. Aus der Wahrheit kann nur die Liebe kommen. Das Gesetz der Natur macht dies deutlich. In Lukas 6,44-45 steht es ganz einfach beschrieben: „Ein jeglicher Baum wird an seiner eigenen Frucht erkannt. Denn man liest nicht Feigen von den Dornen, auch liest man nicht Trauben von den Hecken. Ein guter Mensch bringt Gutes hervor aus dem guten Schatz seines Herzens; und ein böser Mensch bringt Böses hervor aus dem bösen Schatz seines Herzens. Denn wes das Herz voll ist, des geht der Mund über."

Durch den Austausch am Kreuz habe ich Vergebung für meine vergangenen 39 Jahre erfahren. Vergebung kann nur geschehen, wenn gleichzeitig der Grund der Sünde, der egoistischen Tat, entfernt wird. Der Grund ist der Irrtum im Herzen – oder wie Jesus ihn nennt, der böse Schatz des Herzens. Deshalb ist Vergebung nur durch den Austausch des alten Lebens mit dem Neuen Leben zu erreichen. Einzelne Taten zu vergeben, ohne den Grund dafür zu entfernen, wäre mit der Gerechtigkeit Gottes nicht vereinbar. Deshalb wurde auch das Opfersystem im Alten Testament eingesetzt, welches deutlich macht: Nur durch den Austausch des Lebens, der Quelle der Taten, gibt es Rechtfertigung und Gerechtigkeit.

Es ist hoffentlich verständlich, dass der hier gemeinte Lebensaustausch heute nur ein geistiger Akt des Glaubens sein kann und nicht in der Realität stattfindet. Jesus hat das Neue Leben geschaffen, es ist Wirklichkeit. Aber es wird erst bei Seiner Wiederkunft von jedem Einzelnen äußerlich sichtbar empfangen. Dann erst werden wir vollständig, also mit Geist und Körper, in die Realität des Neuen Lebens auferstehen/umgewandelt. Dann sind wir tatsächlich eine Neue Kreatur. Bis dahin leben wir im Glauben an das Neue Leben und es ist *nur durch den Glauben* ins eigene Leben übertragbar.

Was bedeutet dieser Austausch im Glauben konkret? Der Glaube braucht einen Inhalt, der Geist benötigt klare Informationen, nach denen er sich richten kann. Zwei innere Einstellungen sind erforderlich:

1. Ein reines Gewissen, was die Vergangenheit anbelangt. Ich muss glauben, dass ich *nie* gesündigt bzw. Fehler gemacht habe. Habe ich im alten Leben getötet, die Ehe gebrochen, gelogen oder was auch immer getan, ich habe es *nicht* mehr getan. Jesus hat dies übernommen. Das Alte ist nicht mehr mein, es gehört jetzt Christus. Er wird im Gericht darüber entscheiden. Dies ist die Vergebung von Gottes Seite. Wenn jemand weiter Schuldgedanken hat, dann glaubt er noch nicht vollständig an den Lebensaustausch. Dann sieht er immer noch sein altes Leben als seines an und hält an vergangenen Taten fest, als seien es weiterhin seine. Er hat dann nicht alles an Christus übergeben.

2. Niemand hat mir in der Vergangenheit geschadet. Das ist die Wahrheit, die ich innerlich annehmen und glauben muss, damit ich mich nicht mehr als das Opfer anderer sehe. Egal, was ich erlebt habe und was andere mir Böses angetan haben, durch den Austausch ist es nicht mehr mein und galt nicht mehr mir persönlich. Dies ist die Vergebung von meiner Seite. Wenn mir jemand noch etwas schuldig ist, wenn ich denke, eine Person hat mir in der Vergangenheit geschadet, dann bin ich im Glauben noch nicht im Neuen Leben Jesu.

Der Austausch des alten Lebens mit dem Neuen Leben Jesu löst alle Probleme des Menschen, welche man in zwei Kategorien zusammenfassen kann: Selbstanklage und Fremdanklage. Der Mensch hält sich entweder für ein Opfer seiner eigenen Taten oder für ein Opfer der Taten anderer. Beides ist falsch, beides kommt aus dem Selbstbetrug und führt den Menschen dahin, dass er sein eigener Feind ist und sich dadurch selbst zerstört.

Der 7. Juni 2003 ist schon lange vorbei und ich bin im Glauben weiter gegangen. Der Rest vom „Ich bin Gott" in mir muss jetzt Schritt für Schritt jeden Tag weichen. Jeden Morgen prüfe ich mich bezüglich des vergangenen Tages, aus welcher Quelle ich gelebt habe. Meistens mache ich diese Prüfung in der Natur zusammen mit meinem Himmlischen Vater, der mir helfen muss, damit ich genau erkenne, wo der Selbstbetrug war, damit er mit der Wahrheit ersetzt wird. So prüfe ich an meinen Taten meine Gedanken und an meinen Gedanken meine Motivation und an meiner Motivation die jeweilige Wurzel, die Lüge oder die Wahrheit über mich. Ich muss konkret herausfinden, wo ich mich selbst getäuscht habe, damit ich genau an diesem Punkt die Wahrheit an die Stelle der Täuschung setzen kann. Ich muss bewusst sehen, wo ich Gott spiele. Ich muss erkennen, wie ich ein Neues Leben führen kann und dabei wissen, dass ich ein

Kind des Allerhöchsten bin. Als Sein Kind brauche ich niemanden, der mir dient, mir irgendetwas verschaffen oder irgendein Bedürfnis stillen muss. Meine Bedürfnisse kann ich mir nur selbst erfüllen, indem ich aus Gott nehme und diese Liebe weitergebe.

Die folgende Darstellung zeigt den Weg eines Menschen, der im Kampf des Glaubens von der Gefangenschaft der Lüge zur völligen Freiheit der Wahrheit gelangt. Jeder muss diesen Weg persönlich beschreiten, deshalb habe ich mein Foto verwendet. Ich hoffe, eines Tages das Neue Leben vollständig durch den Glauben in meinen Geist aufzunehmen. Dann kann keine Tat meiner Mitmenschen mich dazu bringen, dass ich andere zum Guten zwingen will. Solch ein Kind meines Himmlischen Vaters möchte ich sein, das jeden Menschen liebt und keinen Ansatz von Zwang mehr ausübt. Das ist das Ziel der Befreiung.

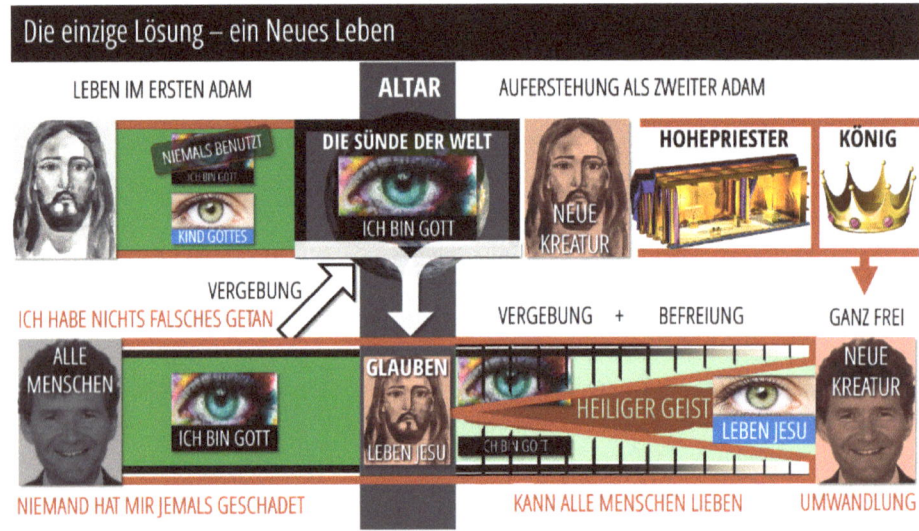

Jetzt bin ich noch unterwegs zu diesem Ziel, welches ich nicht mit meinen Taten anstrebe, sondern durch den Glauben. Meine Taten sind nur der äußere Beweis meiner inneren Haltung. Dabei können meine guten Taten aus einer falschen Motivation kommen, genauso wie die schlechten. Deshalb geht es nicht ohne Hilfe meines Himmlischen Vaters, welcher mir durch Seinen Heiligen Geist beisteht. Schritt für Schritt vertraue ich den Menschen immer weniger, bis ich eines Tages völlig im Vertrauen zu Gott bin. In diesem Zustand täusche ich mich nicht mehr und das Gesetz ist in mein Herz geschrieben. Und das alles geschieht durch einen inneren Prozess des Glaubens und der Zusammenarbeit zwischen mir und Gott, weil Gott keinen Menschen beherrscht oder zwingt. Wir können unser Vertrauen nur selbst auf Gott ausrichten.

Deshalb ist Erlösung *nur* in einer Zusammenarbeit zwischen Gott und dem Menschen möglich.

Zusammenfassend gibt es lediglich zwei Identitäten, aus der die Gedanken entstehen, nämlich entweder die Lüge „Ich bin Gott" oder die Wahrheit „Ich bin ein Kind Gottes". Obwohl die Gedanken bereits unbewusst beginnen, kann ich sie nur prüfen, aus welcher Identität sie kommen, wenn sie mir bewusst werden. Ich kann also an meinen bewussten Gedanken erkennen, ob ich mich täusche oder nicht. Und dann erst habe ich eine Wahl, ob ich meinen Gedanken weiter „füttere" oder nicht. Erkenne ich, dass Gedanken aus dem Selbstbetrug kommen, kann ich Maßnahmen ergreifen, um sie nicht mehr weiter zu denken. Nicht immer ist die Wurzel sofort erkennbar, auch wenn mir bereits klar ist, diese oder jene Gedanken kommen aus der Lüge. Es kann manchmal auch Tage dauern, bis ich die konkrete unbewusste Lüge entdeckt habe. Und erst wenn ich diese mit der Wahrheit ersetzt habe, bin ich frei von dem Problem.

Es ist also keine leichte Arbeit in unserem Inneren, aber es ist eine befreiende Tätigkeit. Ich möchte nicht in meinem Irrtum verbleiben, welcher mir das Leben schwer macht, nur weil andere mir etwas Böses antun oder mir das Gute verweigern. Ich kann nichts dafür, dass ich den Irrtum geerbt habe, aber ich kann durch die Gnade Gottes etwas dafür tun, dass diese Lüge mich nicht mehr quält.

Abschließend einige konkrete Beispiele, woraus bestimmte Gedanken entstehen:

Zwangsgedanken – können nur aus der Lüge kommen. Gedanken des Zwangs sind immer falsch. Wenn Sie jemanden zwingen wollen oder wenn Sie sich über jemanden ärgern, dann liegen Sie verkehrt. Wer sich über eine Person ärgert, zerstört sich selbst. Wenn Sie nicht mehr Herr des eigenen Denkens sind und emotional handeln, dann sind Sie dem Zwang unterlegen. Nehmen Sie sich vor, sich bewusst daran zu erinnern, dass Sie sich täuschen, sobald ein Zwangsgedanke da ist. Ganz egal, wie recht Sie in der Sache eigentlich haben. Ganz egal, wie falsch der andere gehandelt hat. Zwang ist immer die Folge eines Selbstbetruges.

Angstgedanken – sind immer falsch. Sobald Sie Angst verspüren, müssen Sie sich fragen: „Moment, wo täusche ich mich? Spiele ich wieder Gott?" Angst entsteht durch den Versuch, etwas Negatives zu vermeiden, was jedoch nicht meiner Kontrolle oder Steuerung unterliegt. Jeder hat seine abgegrenzte Sphäre des Handelns, die er nicht überschreiten kann. Auf körperlicher Ebene ist dies leichter zu erkennen. Keiner versucht, durch eine Betonwand zu gehen, sondern nutzt die offene Tür, um in oder aus einem Raum zu kommen. Man akzeptiert in der physischen Welt den Rahmen, den man nicht überschreiten kann. Im Irrtum des Geistes sehe ich aber meinen geistigen Rahmen nicht – dennoch gibt es ihn. Somit versuche ich das Unmögliche, nämlich etwas zu steuern, was ich nicht steuern kann. Das betrifft das Leben der Mutter, des Ehepartners, der Kinder und sogar mein eigenes Leben. Aber dieses Steuern liegt nicht im Rahmen unserer Möglichkeiten. Somit sollten wir es besser gar nicht erst versuchen. Angst hilft uns, den Irrtum zu sehen und nach seiner Wurzel zu suchen. Wenn er gefunden und mit der Wahrheit ersetzt wurde, ist auch die Angst weg.

Druck – im Körper ist die Folge der Selbsttäuschung. Der Körper reagiert auf einen negativen unbewussten Gedanken sofort und zeigt den Irrtum an. Dann sollten wir uns Rechenschaft geben, woraus der falsche Gedanke entstanden ist, damit wir ihn nicht mehr weiter verfolgen, sondern an seiner Stelle die Wahrheit denken.

Schuldgedanken – sind sehr schädlich. Schuldgedanken entstehen durch den Irrtum, dass man eine andere Wahl gehabt hätte, als man falsch gehandelt hat. Sie kommen deshalb auf, weil die Folgen dieser Tat negativ sind, nicht unbedingt, weil uns die Tat leidtut. Der Irrtum suggeriert uns, wir hätten einen Verlust erfahren durch unser Tun. Und da wir unfähig sind, zu verlieren, müssen wir uns deswegen anklagen. Wenn ich ein Gott bin, dann kann ich auch verurteilen, sowohl mich selbst als auch andere. In einem Geschöpf können Schuldgedanken nicht entstehen, weil Geschöpfe kein Urteil über sich selbst (oder andere) aussprechen können. Man kann auch keinen persönlichen Verlust erleiden, wenn man sich als Kind Gottes sieht.

Einsamkeit – ist eine falsche Schlussfolgerung. Wie kann ich in dem Bewusstsein, ein Kind Gottes zu sein, mich je einsam fühlen? Der Gedanke: „Ich bin ganz allein!" oder „Alle meine Verwandten sind verstorben oder leben anderswo." oder „Ich erziehe mein Kind ganz allein." oder „Ich habe niemanden, der mir hilft." kann nicht richtig sein. Diese Gedanken erzeugen einem ein schlechtes Gefühl, der Körper wird durch sie geschädigt. Gedanken der Einsamkeit entstehen aus dem Irrtum: „Andere müssen für mich da sein". Der Körper und der Verstand sollten uns helfen, diese Gedanken nicht mehr zu glauben, denn sie stimmen nicht. Wir können *nie* allein sein. Gott ist immer gegenwärtig und warum sollte ich mich im Bewusstsein Seiner Gegenwart als einsam ansehen?

Ablehnung – führt zu starken Selbstzerstörungsgedanken. Als ein Gott verlangt man Anbetung und wenn uns diese verweigert wird, dann können wir das so nicht hinnehmen. Wir sehen es als einen persönlichen Verlust an, wenn andere uns nicht loben, schätzen, anerkennen. Aber wer bin ich, dass ich diesen Anspruch an meine Mitmenschen stelle?

Wenn Eltern ihre Kinder ablehnen, nehmen die Kinder dies als ein sehr großes Trauma wahr. Dies führt die betroffenen Kinder auf einen sehr schwierigen, leidensvollen Weg mit vielen Problemen und Krankheiten im Verlauf des ganzen Lebens. Ohne die Gnade Gottes und die Erkenntnis der Wahrheit, dass meine Eltern und auch andere Mitmenschen mir nichts schulden, bin ich dazu verurteilt, mich schrittweise zu zerstören. Deshalb sollten wir die Wahrheit über uns kennen und sehen, dass alle unsere persönlichen Ansprüche an andere nicht gerechtfertigt sind. Nur die Wahrheit kann uns davor bewahren, uns nicht mehr selbst kaputt zu machen, nur weil unsere Eltern (mitunter auch große) Fehler gemacht haben.

Gedanken der Ausweglosigkeit – sind falsch. Sie entstehen aus dem Irrtum, dass ich die Zukunft berechnen könnte. Sie kommen, weil ich als Gott ja weiß, was aus dieser Situation entsteht. Aber weiß ich das wirklich?

Der Gedanke, keinen Ausweg mehr zu haben, bringt viele Menschen in die Depression und zur Selbstzerstörung bis hin zum Selbstmord. Und dann muss uns als Hilfe und Erkenntnis bewusst werden, dass *alles*, was zur Selbstzerstörung führt, was eine negative Emotion auslöst, ganz sicher *nicht* der Wahrheit entsprechen kann. Auch wenn man nicht sofort sieht, wo man sich betrügt, sollte man aufhören, diesen Gedanken zu hegen, es gäbe keinen Ausweg. Unser Himmlischer Vater kann uns dabei helfen, wenn wir Ihn um Hilfe bitten, um uns korrigieren zu können. Gott kann an meiner Stelle nicht denken, aber Er kann mir den entsprechenden Hinweis geben, der mich befreit, wenn ich ihn aufnehme.

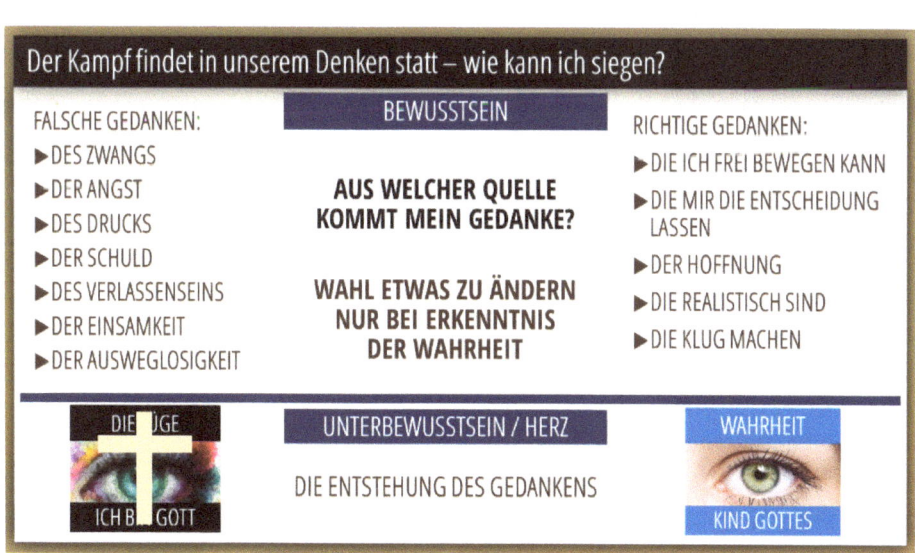

Unbestreitbar ist es so, dass uns gewisse Umstände zu einer negativen Reaktion führen. Wiederum bewegen uns andere Umstände zu einer freudigen, positiven Reaktion. Woher weiß man nun, ob diese Freude und das gute Gefühl aus der Wahrheit oder aus der Lüge kommen? Sicher haben wir auch im Irrtum unseres Herzens immer wieder Freude, wenn wir etwas als einen persönlichen Gewinn bewerten. Diese Reaktion schadet dem Körper in diesem Moment nicht. Erst wenn uns dieser Gewinn wieder verloren geht, entsteht der Schaden im Körper.

Somit können wir uns bei positiven Emotionen nicht sicher sein, dass wir in der Wahrheit sind. Denn alles, was der Irrtum als Gewinn sieht, löst einen guten, weil körpergerechten elektrischen Stromimpuls aus und ruft somit ein wohltuendes Gefühl hervor. Wenn aber die Umstände schlimm sind und unseren Bedürfnissen nicht entsprechen und wir fühlen uns dennoch wohl, weil wir uns nicht auf die Umstände, sondern auf unseren Himmlischen Vater verlassen, können wir sicher sein, dass diese Reaktion aus der Wahrheit kommt.

Unser Heiland, Jesus Christus, hat in den schwierigen Umständen seines Lebens, bei den Anfeindungen, falschen Anklagen, Mordanschlägen, Verspottungen, während er geschlagen und anschließend ans Kreuz genagelt wurde, keine einzige negative Reaktion in seinen Gedanken gehabt. Somit hat er sich auch innerlich nicht gegen all das ihm angetane Übel gewehrt, wissend, dass die Täter es Seinem Himmlischen Vater antun, welcher das Unrecht richten wird. Folglich durchlebte er während all dieser schwierigen Situationen dennoch positive Emotionen. Jesus Christus hat sich durch seine Gedanken keine schlechten Gefühle erzeugt. So ein Denken würde mir sehr gut gefallen. Ich strebe es an und ich hoffe, Sie auch.

Allerdings hat man auch aus der wahren Identität heraus gewisse negative Emotionen, weshalb man ab und an z. B. weinen muss. Dies sehen wir im Leben Jesu ebenfalls vorkommen. Wie können wir nun *wirklich* negativ von *irrtümlich* negativ unterschieden?

Auch hier brauchen wir einen klaren Maßstab, um Lüge und Wahrheit voneinander trennen zu können. Da unsere Reaktionen im Unterbewusstsein beginnen, können wir uns an der Wirkung orientieren, ob die Reaktion aus der Wahrheit oder aus dem Irrtum kommt. Dabei gilt die Regel: Alles, was mir die Kontrolle über mich nimmt, stammt aus dem Selbstbetrug. Alles, was negativ ist und mir nicht die Kontrolle nimmt, kann aus der Wahrheit kommen.

Weiterhin muss ich meine Motivation prüfen: Geht es um mich oder um meinen Himmlischen Vater? Wir können in der Selbstlosigkeit auch das Negative wahrnehmen und fühlen. Aber geschieht es aus wahrem Mitleid mit Gott, dessen Schöpfung zerstört wird? Geht es jedoch um mich und falle ich ins Selbstmitleid, dann geschieht dies sicherlich immer aus dem Irrtum, weil es uns zerstört. Der Unterschied ist nicht immer sofort zu erkennen. Aber mit der Zeit bekommt man Übung in der Selbsterkenntnis und kann immer besser unterscheiden, ob man aus dem Irrtum etwas für sich anstrebt oder für den Himmlischen Vater und Seine Schöpfung, also aus der Wahrheit denkt.

In der Wahrheit können wir das angetane Unrecht, die Gewalt, die Wegnahme unserer Güter, unserer Kinder usw. hinnehmen und sogar Mitleid für die Täter empfinden, so wie dies unser Heiland ausdrückte: „Vater, vergib ihnen, denn sie wissen nicht, was sie tun!" (Lukas 23,34). Diese Haltung erfordert das Erreichen einer Vollkommenheit in der Wahrheit, einen Geist völlig frei vom Irrtum. Ich glaube daran und will es eines Tages auch so leben können.

Mit der richtigen Identität als Kind Gottes kann ich mein Denken vollständig ändern – und mit der Zeit alle Probleme lösen. Ich finde es gut, dass man alles auf einen einzigen Punkt bringen kann, nämlich darauf, wo der Mensch beginnt. Das ist seine Identität. Diese Identität ist der alles entscheidende Punkt im Leben des Menschen.

Worauf es letztendlich ankommt, ist, diesen Punkt zu verstehen und sich aus Überzeugung dafür zu entscheiden, das alte Leben mit der falschen Identität aufzugeben und mit dem Neuen, von Gott gezeugten Leben, zu ersetzen. Niemand kann in seinem Geist gezwungen werden, etwas zu tun, jeder kann es nur durch den Glauben freiwillig erreichen wollen. Und dies ist gut so, weil unser Schöpfer uns zur Selbststeuerung geschaffen hat.

Wir haben nur eine Wahl, nämlich aus dem alten Leben auszusteigen. Wir sollten jedoch nicht dem Beispiel der Religionen und Ideologien folgen, welche das alte Leben reformieren und verbessern wollen. Es ist keine Lösung, auf Äußerlichkeiten Wert zu legen, wenn doch das Problem im Inneren des Menschen liegt. Ein Mensch wird nur dann das Neue Leben annehmen, wenn er die Qual des alten Lebens satthat. Wenn er überzeugt davon ist, dass mit seinem alten Leben nichts mehr anzufangen ist. Wir brauchen ein Neues Leben in unserem Innersten und es kann nur durch den Glauben erlangt werden. Weil die Not des Menschen in seinem Inneren besteht, kann sie auch nur dort gelöst und behoben werden. Äußere Veränderungen sind da völlig unzureichend. Eine Flasche äußerlich zu waschen, deren Schmutz im Inneren klebt, ist nicht klug und wird die Flasche nicht säubern.

Die Krise der Endzeit, die nach meiner Überzeugung bereits begonnen hat, wird die Menschheit in zwei Klassen aufteilen. Nicht in reich und arm, nicht in wichtig oder unbedeutend, diese Teilung gibt es bereits. Die Menschheit wird aufgeteilt in Freie und Gefangene. Die Auseinandersetzung in dieser Welt geht um das Thema der Freiheit. Dort, wo mit Zwang umgegangen wird, wo der Verstand des Individuums nicht ernst genommen wird, ist die Liebe nicht vorhanden. Die Bibel sagt es in 2. Korinther 3,17 sehr deutlich: „Denn der HERR ist der Geist; wo aber der Geist des HERRN ist, da ist Freiheit."

Ich habe mir vorgenommen, innerlich ganz frei zu werden und völlig aus dem Geist Gottes zu leben. Wer selbst die Freiheit hat, wird sie jedem geben können und niemanden versuchen einzuschränken, zu bevormunden oder etwas vorzuschreiben. Dies ist der klare Beweis, dass man in der Wahrheit lebt. Wo die Liebe ist, da ist Freiheit. Die Angst kann dort nicht mehr auftreten, sie ist ausgelöscht. Damit ist ein solcher Mensch in seinem Verhalten von anderen Menschen auch nicht mehr beeinflussbar. Egal welche Not auf ihn zukommt, er bleibt dem Grundsatz der Liebe treu.

Wir werden alle in die Not kommen und jeder wird dann sichtbar beweisen, was in ihm steckt. Der Freie wird dies dadurch beweisen, dass er gelassen und voller Gottvertrauen tut, was er nach seinem Gewissen für richtig hält und nicht das, was ihm jemand aufzwingen will. Wer in der Lüge lebt, wird den Zwang wiederum mit Zwang bekämpfen. Gewalt mit Gewalt, Unrecht mit Unrecht, Lüge mit Lüge und Betrug mit Betrug. Damit beweist der Mensch nach außen sichtbar den Irrtum des eigenen Herzens. Wir können Zwang nur mit Freiheit bekämpfen. Man kann das Böse dauerhaft nur mit dem Gutem überwinden. Man kann die Lüge nur mit der Wahrheit auslöschen.

Am Ende werden sich die zwei Gruppen sehr deutlich unterscheiden. Es wird klar ersichtlich, wessen Geistes Kind ein jeder ist. Wir sind bald an dem Punkt angekommen, an dem sich jeder Mensch endgültig entscheiden muss. Noch bekommt jeder Mensch seine Wahl, entweder frei zu werden oder gefangen zu bleiben in seinem angeborenen Irrtum. Was wählen Sie heute?

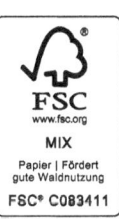

Zeitfracht Medien GmbH
Ferdinand-Jühlke-Straße 7
99095 Erfurt, Deutschland
produktsicherheit@kolibri360.de